DE L'EMPLOI

DU FER EN THÉRAPEUTIQUE

ET PARTICULIÈREMENT

DU PHOSPHATE DE FER DU NOUVEAU CODEX

DU MÊME AUTEUR.

1o **Les Doctrines médicales,** ou Essai sur les différentes théories qui ont successivement eu cours en médecine ;

2o **Etude sur l'organisation de la médecine** et la *suppression des officiers de santé ;*

3o **Du Rôle des phosphates dans l'organisme,** et en particulier du phosphate de fer (chimie, physiologie, thérapeutique);

4o **Essai sur les Injections sous-cutanées,** ou Nouvelles expériences physiologiques, toxicologiques et thérapeutiques ;

5o **Etude sur la Diathèse urique ;**

6o **Etude sur la Digestion et l'Alimentation** (mémoire lu à l'Institut, Académie des Sciences).

7o **Rapport sur la Pepsine et ses altérations ;**

8o **Rapports sur les Ferments ;**

9o **Rapport sur la culture de l'opium indigène,** voir les comptes-rendus de la Société médicale du Panthéon ;

10o **Essai sur les Eaux Minérales Phosphatées-Ferrugineuses.**

———

POUR PARAITRE PROCHAINEMENT.

1o **Description du Spéculum Trousse,** formant 20 instruments et en contenant 45 ; — *du Trocart-Seringue,* pour injections sous-cutanées, avec figures ;

2o **Observations de Greffes animales autoplastiques curieuses,** avec figures ;

3o **Essai sur les maladies nerveuses.**

Paris. Imprimerie Moquet, rue des Fossés-Saint-Jacques, 11.

DE L'EMPLOI

DU FER EN THÉRAPEUTIQUE

ET EN PARTICULIER

DU PHOSPHATE DE FER DU NOUVEAU CODEX

PAR

C.-L. SANDRAS,

DOCTEUR EN MÉDECINE DE LA FACULTÉ DE PARIS

Professeur libre de Pathologie spéciale (maladies nerveuses), — Médecin des Sociétés de Secours Mutuels, — Des Enfants de Sion, — de l'Union, — de l'Union parfaite, — des Amis fidèles, — des Patrons et Ouvriers Lunettiers, — de Saint-Nicolas-des-Champs, — de Saint-André, — de Saint-Hugues, etc. — Ancien Interne lauréat des hôpitaux et de l'Ecole de Medecine de Tours (Medaille d'or), — Médaille d'argent du Gouvernement (Choléra), — Membre de la Société des Medecins de la Seine, — Ancien secretaire de la Société médicale du Panthéon, — Membre correspondant des Sociétés médicales de Poitiers, — de Caen, — de Nîmes, — d'Angers, — de Rouen, — de Besançon, — de la Société impériale de Médecine de Marseille, etc., — de la Société d'Agriculture, Sciences et Arts de Poligny, etc.

(DEUXIÈME ÉDITION, REVUE ET CORRIGÉE).

PARIS,

ADRIEN DELAHAYE, LIBRAIRE-ÉDITEUR,

Place de l'Ecole-de-Médecine.

1867

A MON PÈRE

A. L. SANDRAS

Ancien Recteur d'Académie, Chevalier de la Légion d'honneur, etc.

A LA MÉMOIRE DE MON ONCLE ET AMI

C. M. SANDRAS

Ancien Médecin de l'Hôtel-Dieu, chevalier de la Légion d'honneur
etc.

A M. LE SÉNATEUR DUMAS

Membre de l'Institut (Académie des Sciences),
Professeur honoraire de la Faculté de Médecine de Paris,
Inspecteur général de l'Enseignement supérieur,
Président de la commission de Rédaction du Nouveau Codex
Grand-croix de la Légion d'honneur, etc.

PRÉFACE

Le Nouveau Codex Français a inscrit *le Phosphate de fer* (1) au nombre des *Préparations officinales*, en indiquant la manière de le préparer, mais il n'a fait connaître ni les cas dans lesquels ce médicament nouveau peut être administré, ni les doses auxquelles il convient de le prescrire; c'est pour cela que nous avons cru devoir publier ce travail qui, tout en jetant une certaine lumière sur une intéressante question de Physiologie et de Thérapeutique deviendra en quelque sorte complémentaire du Nouveau Codex

Il y a plus de dix ans que dans *nos leçons sur les Affections nerveuses* nous avons appelé l'attention des élèves sur le rôle important que jouent les *Phosphates* seuls ou associés au *fer* dans le traitement de ces maladies.

C'est qu'en effet nos études sur la digestion nous avaient conduit à croire que les Physiologistes et les Médecins n'attachaient pas une assez grande valeur au phosphore et à ses composés considérés comme aliments. et comme médicaments.

Le phosphore n'est pas seulement un des éléments constituants des matières alimentaires les plus nutritives comme les graines, les œufs, le poisson, la viande, la laitance, la cervelle, etc, mais encore il semble, pour ainsi dire, présider au développement de l'intelligence, puisque sans phosphore point de substance cérébrale, et sans substance cérébrale point d'intelligence.

---

(1) Le Codex n'admet ni les Hypophosphites, ni le Pyrophosphate de fer et de soude, ni leurs dérivés; nous n'aurons donc pas à nous en occuper ici.

On sait d'ailleurs qu'à la suite du choléra, du typhus, des excès vénériens et d'autres causes qui produisent une véritable *déphosphorisation* de l'organisme, il y a presque toujours *un affaiblissement* plus ou moins marqué des fonctions cérébrales et de l'innervation.

Nous avons en conséquence été conduit à penser qu'il pourrait être aussi utile d'administrer les préparations phosphatées dans les cas *d'épuisement nerveux* et de déphosphorisation de l'organisme que d'administrer les préparations ferrugineuses dans les cas de chloro-anémie et de déglobulisation du sang.

Nous avons cru remarquer, en outre, que ces états morbides sont souvent solidaires et que le meilleur moyen de reformer des globules sanguins, et de les conserver lorsqu'ils sont formés consiste à introduire dans le sang non seulement du fer, mais encore des matières salines et particulièrement des phosphates (1).

On s'imagine à tort que la chlorose est la seule condition qui fasse diminuer le nombre de globules rouges du sang. M. Andral avait primitivement signalé la phthisie, le diabète, l'albuminurie la cachexie saturnine, les fièvres intermittentes, la grossesse, les hémorrhagies, les flueurs blanches, la nutrition insuffisante (soit par mauvaise alimentation, soit par mauvaise digestion,) nous pouvons y joindre les maladies de matrice et toutes ou presque toutes les affections nerveuses, car il est incontestable que ces maladies troublent plus ou moins profondément les fonctions digestives. Une alimentation insuffisante les ag-

---

(1) Le globule contient 10 *fois plus de Phosphate*, mais 2 fois moins de chlorure que le sérum.

grave ou les fait naître, tandis qu'une alimentation réparatrice les prévient ou les guérit.

Et voilà comment nous avons été amené à administrer dans un grand nombre de cas pathologiques, tantôt les phosphates unis au fer, tantôt le phosphate de fer.

Quoi qu'il en soit, les résultats cliniques obtenus nous ayant paru des plus remarquables et des plus concluants, nous nous sommes décidé à appeler l'attention du corps médical sur cette intéressante question de physiologie et de thérapeutique ; du rôle des phosphates et du fer dans l'organisme et bientôt après les composés phosphatés et ferrugineux ont acquis une véritable importance en médecine.

Non seulement nous avons entendu préconiser les phosphates, les pyrophosphates, les phospholéates et les hypophosphites de chaux, de soude, de magnésie et de fer ; mais encore, nous avons vu des hommes éminents reconnaître que l'huile de foie de morue devait son efficacité bien moins à l'ode qu'au phosphore et aux composés phosphorés qui entrent dans sa composition.

Il y a plus, c'est que la question d'industrie commerciale s'en est mêlée, et qu'un certain nombre de médicaments nouveaux ou secrets, tels que la phospholéine, l'ostéine, la musculine, la zéide phosphatique, les extraits de viande et l'extrait de foie de morue, certaines poudres, certains vins, certains sirops, des dragées, des pastilles, des granules, des pilules, etc., attribuent leurs vertus plus ou moins merveilleuses aux éléments phosphorés ou phosphatés qui entrent dans leur composition (1).

---

(1) Dans mon mémoire sur les Eaux minérales, j'en ai réuni plus de 200 des plus célèbres qui sont en même temps phosphatées et ferru-

Et puisque nous avons tant fait que de toucher à la question générale des phosphates, nous demanderons la permission de faire observer, en terminant, que dans la science comme dans la nature, tout s'enchaîne, tout s'explique.

L'alimentation imparfaite ou insuffisante des animaux tient souvent à l'alimentation imparfaite ou insuffisante des végétaux qui servent à les nourrir.

La stérilité de certains pays tient en partie à l'absence des phosphates dans ces contrées, et le meilleur moyen de fertiliser ces terres arides consiste à répandre à leur surface, soit du phosphate de chaux, soit du guano, soit du noir animal, soit de *l'engrais poisson* qui contient de 16 à 22 pour 100 de phosphate. En effet, on peut évaluer à 15 kilogrammes par hectare la quantité d'acide phosphorique enlevée au sol par une récolte de froment.

Il a fallu bien du temps à la science pour arriver à trouver de pareils résultats, il a fallu que des hommes d'énergie luttassent courageusement contre l'ignorance, les préjugés, la routine et la malveillance ; mais la science a fini par triompher (1).

Paris, le 15 Novembre 1866.

Dr. L. SANDRAS.

---

gineuses. Or, je me demande si leurs effets curatifs ne doivent pas être attribués avec autant de raison au Phosphore qu'au Fer.

(1) C'est pour cela qu'après avoir constaté les excellents résultats thérapeutiques obtenus par l'emploi du phosphate de fer, je me suis décidé à écrire à M. le Ministre de l'Instruction publique (1862): « Je croirais ma tâche imparfaitement remplie, si je ne venais prier Votre Excellence de faire inscrire le Phosphate de fer dans la prochaine édition du Codex Français. » Voir la préface de la 1re édition, page 55.

CODEX MEDICAMENTARIUS

PHARMACOPÉE FRANÇAISE

RÉDIGÉE PAR ORDRE DU GOUVERNEMENT.

La Commission de Rédaction étant composée de
Professeurs de la Faculté de Médecine
Et de l'École supérieure de Pharmacie de Paris;
de
Membres de l'Académie impériale de Médecine
Et de la Société de Pharmacie de Paris.

1866

Extrait de la préface, pages XXXIV et XXXV.

Le *nouveau* (1) *Codex* reproduit certaines formules empruntées aux *Pharmacopées Etrangères*, pour des médicaments dont l'usage tend à se répandre en France, les gouttes noires, l'acide sulfurique dilué, le sulfate de Cadmium, le *Phosphate de Fer*, l'huile éthérée de Fougère mâle qui se trouvent dans les Pharmacopées de Hambourg, d'Angleterre, de Belgique, des Etats-Sardes, des Etats-Unis, etc.

(1) « Le Codex de 1837 n'est donc pas en harmonie avec l'état actuel « de la science ; il ne suffit plus aux nécessités de la pratique médicale », (Rapport présenté à l'Empereur par le Ministre de l'Agriculture, du commerce, et des travaux publics, et par le Ministre de l'Instruction publique et des cultes.

Extrait du Nouveau Codex. — Page 216.

CHAPITRE XII — § 108.

Phosphate Ferroso — Ferrique
Phosphate de Fer(1)

Phosphas Ferroso-ferricus.

Sulfate de fer cristallisé   cent grammes   100.
Phosphate de soude cristallisé   trois cents grammes   300.
Eau distillée   trois mille grammes 3,000.

Faites dissoudre séparément chacun des deux sels dans la moitié de l'eau prescrite. — Introduisez la solution de sulfate de fer dans un grand vase et versez peu à peu la solution de phosphate de soude jusqu'à ce qu'elle cesse d'y former un précipité — Agitez alors vivement le mélange, et abandonnez à lui-même pendant 24 heures. Le précépité, d'abord blanc et gélatineux, aura pris, au bout de ce temps, une teinte gris bleuâtre et une apparence pulvérulente — Décantez la liqueur qui le surnage et continuez le même traitement jusqu'à ce que l'eau de lavage ne donne plus aucun trouble par le chlorure de Baryum mêlé d'acide chlorhydrique. Recueillez alors le dépôt pulvérulent et faites-le sécher à l'air, jusqu'à ce qu'il ne perde plus rien de son poids. Le phosphate de fer ainsi obtenu et sous forme de poudre d'une couleur bleu ardoise foncé — Il est insoluble dans un excès de phosphate de soude. Il contient 1/4 environ de son poids d'eau — Le fer s'y trouve combiné à l'état d'oxyde intermédiaire Fe^3O^4.

(1) Dans la 14ᵉ édition de son formulaire magistral, revue et corrigée d'après le Codex de 1866, M. le professeur Bouchardat a inscrit le phosphate de fer dans la classe des Médicaments toniques corroborants avec cette mention : *Bonne préparation, dose* 5 décigrammes à 1 gramme.

DE L'EMPLOI

DU FER EN THÉRAPEUTIQUE

ET PARTICULIÈREMENT

DU PHOSPHATE DE FER DU NOUVEAU CODEX

> Je travaille à fortifier le sang.
> Ad sanguinem confortandum, *Remedium* aliquod
> Martiale seu *Chalybeatum* ad *dies triginta* præ-
> scribo assumendum.   *Sydenham.*

PREMIERE PARTIE.

Historique. — Indications Thérapeutiques.

L'introduction du fer dans la thérapeutique doit être fort ancienne, puisque si l'on en croit la Fable, il y a plus de 3000 ans le Berger Mélampus traita Iphiclès, fils de Philacus, par de la rouille de fer qu'il lui fit prendre dans du vin. Diascorides attribuait à la rouille une vertu d'astriction surtout pour arrêter les pertes de sang de la matrice ; il recommande le vin et l'eau dans lesquels on a éteint du fer ardent pour guérir les flux cœliaques, les dysenteries, les maladies de la rate, le choléra morbus, et les estomacs relâchés. Mais c'est, pensons-nous, Sydenham qui a le premier bien compris et bien exposé l'action de cet important médicament.

Nous trouvons, en effet, dans son admirable dissertation sur les affections nerveuses, adressée à Guillaume Cole le 20 janvier 1631, les passages suivants :

« De tout ce que nous avons dit jusqu'à présent, il me paraît
« résulter clairement que la principale indication qu'on doit se
« proposer dans le traitement de l'affection hystérique (ner-
« veuse) consiste à fortifier le sang, qui est la source des es-
« prits animaux (fluide ou influx nerveux,) afin que les es-
« prits étant fortifiés eux-mêmes par ce moyen, soient en état
« de garder l'ordre qui convient à l'économie de tout le corps

« en général, et de chacune de ses parties. *Je travaille à for-*
« *tifier le sang*, et par conséquent les esprits qui en naissent,
« et pour cela j'ordonne *pendant 30 jours* quelque remède
« tiré du fer. Rien ne réussit mieux en pareille occasion ; le
« fer communique à la masse *du sang affaibli* un certain feu.
« et une certaine volatilité qui relève et ranime les esprits
« abattus. Une preuve évidente de cela, c'est que toutes les
« fois que l'on donne les martiaux dans les *pâles couleurs*, le
« pouls devient aussitôt plus grand et plus fréquent, la pâleur
« se dissipe et le visage devient rouge et vermeil. »

L'appréciation de l'Hippocrate anglais, quoique essentiellement vraie, ne put prévaloir lorsque Broussais eut trouvé
moyen d'imposer la doctrine de l'Irritation ; et les préparations
ferrugineuses disparurent pour un temps de la thérapeutique.

Mais lorsque la réaction s'opéra, lorsque les recherches des
chimistes sur la composition du sang eurent démontré la réalité
matérielle des hypothèses anciennes, le fer retrouva son importance. (*Voir la note* p. 54.)

MM. Trousseau et Pidoux mirent en tête de leur Traité de
Matière médicale et de thérapeutique un chapitre commençant
par ces mots :

« Les préparations ferrugineuses presque bannies de la thé-
« rapeutique pendant que florissait l'école du Val de Grâce,
« ont depuis quelques années reçu une impulsion nouvelle à
« laquelle nous ne sommes peut-être pas étrangers, et aujour-
« d'hui non seulement elles ont repris la place importante
« qu'elles occupaient dans le siècle dernier, mais encore elles
« ont été prodiguées avec imprudence et administrées avec
« trop peu de circonspection.
« Quoi qu'il en soit, il est peu de médecins qui, de nos jours,
« n'emploient souvent le fer, et qui ne le placent, dans l'ordre
« de son utilité, à côté du quinquina, du mercure, de l'opium,
« de la belladone, etc., etc. »

MM. Andral et Gavarret avaient observé que le sang des
chlorotiques contient tout autant de fibrine que le sang de
l'individu le mieux portant, mais qu'il contenait *moins de fer*.
Grâce à leurs recherches, ainsi qu'à celles de MM. Becquerel
et Rodier, etc., on sait que 1000 grammes de sang contiennent en moyenne 127 grammes de globules, et que
si, dans la pléthore, le chiffre des globules peut s'élever à
140 et même 154. dans la chlorose et l'anémie ce chiffre
descend à 60, 50, 27, et même 21. On sait de plus que *l'Hé-*
matosine ou matière colorante rouge du sang se trouve

dans ces globules et renferme 10 p. 100 de son poids de sesqui-
oxide de fer qui paraît essentiel à l'existence du globule. Or la
quantité de fer contenue dans le sang diminuant comme le
nombre des globules, il en résulte que chez les chlorotiques
le sang renferme 5, 6, et 7 fois moins de fer que chez les personnes en bonne santé.

L'illustre chimiste Liébig avait écrit : « Les globules du sang
renferment une combinaison de fer ; aucune autre partie vi-
vante ne renferme de fer ; aussi M. Mialhe put-il dire avec
juste raison que le fer n'est point un médicament, mais bien
un aliment et même un *aliment de premier ordre*, puisqu'il
concourt à la production de l'élément organique par excellence,
le globule sanguin.

Aujourd'hui tous les médecins sont d'accord pour reconnaître l'utilité et l'efficacité des préparations ferrugineuses, mais
ils sont loin de s'accorder sur la valeur comparative de ces différentes préparations et sur les doses auxquelles il convient de
les administrer. D'après les recherches de M. Dumas, la quantité de fer contenue dans toute la masse de sang d'un homme,
évaluée à 15 kilogrammes, s'élèverait à peine à 2 grammes 1/2
et nous trouvons dans nos formulaires des doses qui varient
de 10 centigrammes à 5 grammes par jour.

Tandis que MM. Mérat et de Lens écrivent : « Il existe réellement entre la plupart des ferrugineux une analogie d'action
qui à la dose près peut rendre indifférent le choix de tel ou
tel de ces médicaments pour remplir une même indication thérapeutique, » MM Blache et Désormeaux disent que de toutes les
préparations ferrugineuses celles qui sont employées avec le
plus de succès sont l'oxyde noir et le sous-carbonate de fer, et
M. Bouchardat pense que le fer réduit par l'hydrogène est peut-
être la meilleure des préparations ferrugineuses. L'un recommande telle préparation au détruiment de telle autre ; une théorie préconise les sels insolubles ; une autre théorie préconise les sels solubles ; celui-ci est pour le citrate, celui-là
pour le lactate, un troisième pour le carbonate, d'autres
enfin, et j'ai été de ce nombre, redisent avec Sydenham :
« La meilleure manière d'user de ce remède, c'est de le prendre
« simplement en substance. Je n'ai jamais observé ni entendu
« dire qu'étant pris de cette manière, il ait fait mal à personne,
« au contraire quantité d'expériences m'ont appris qu'il réus-
« sit beaucoup mieux de la sorte, et qu'il guérit la maladie plus
« sûrement et en moins de temps que ne peut faire aucune
« des preparations qu'on lui donne ordinairement.

« Il arrive au fer la même chose qu'à d'excellents remèdes,
« la chimie, à force de vouloir raffiner sur leur préparation,
« les rend quelquefois moi ns efficaces et moins bons. »

Cette observation nou s parut si pleine de justesse que nous
prescrivîmes d'abord le fer seul ou associé à des substances propres à combattre la constipation ; mais plus tard nous fîmes
réflexion que si le fer produisait en général une certaine excitation et par suite une *stimula'ion du système nerveux, qui
amenait assez souvent le retour du jeu régulier des fonctions*,
il fallait en général aider cette médication par un bon regime,
une bonne alimentation ; bonne viande, bon vin, bon air. Or
cette deuxième condition n'est pas toujours facile à réaliser,
car parmi les malades, un certain nombre éprouvent pour la
viande une répugnance invincible, ou bien s'ils parviennent à
la surmonter, l'absorption se faisant mal, peu ou point, la nour-
riture ne leur porte pas profit ; d'autres, et ceux là sont en grand
nombre, n'ont pas les ressources nécessaires pour se procurer
une alimentation riche en éléments reconstituants ou réparateurs.

Parmi ces éléments réparateurs et faisant partie intégrante
de notre organisation, il en est un dont l'importance immense
ne saurait être mise en doute par personne, bien qu'elle n'ait
peut-être pas encore été appréciée à sa juste valeur : cet élément, c'est *le Phosphore.. Le phosphore qui constitue essentiellement le système ne* veux *et le système osseux ; le phosphore
sans lequel la reproduction des animaux et des végétaux est
impossible; le phosphore* enfin *sans lequel la vie ne saurait
exister à la surface de la terre.*

Ce Phosphore, dont nous ne pouvons nous passer, notre estomac est obligé de l'extraire des aliments ; mais si la digestion
ne se fait pas, ou si elle se fait mal, ainsi que cela s'observe
fréquemment dans la chlorose, cet élément nécessaire n'est pas
introduit dans l'organisme. Or, puisqu'il fait partie essentielle
du système nerveux, il est facile de concevoir que sa diminution
doit modifier la composition, et par suite la manière de fonctionner de cet appareil.

Il pourrait même arriver que le sang fût assez riche en globules sanguins, et par conséquent en fer, et que pourtant le système nerveux continuât à fonctionner irrégulièrement par
cela seul qu'il serait privé de son élément excitant et constituant par excellence, le Phosphore. Si l'on s'en étonnait, je
répondrais qu'il suffit de traces imperceptibles de plomb in-
troduites dans la constitution du système nerveux pour en

troublerprofondément les fonctions. Mais, nous dira-t-on peut-être, le phosphore qui nous est si nécessaire doit s'introduire dans notre organisme par l'intermédiaire des boissons où il se trouve en dissolution; c'est là une vérité dont je suis convaincu autant que qui que ce soit, et je ne serais même pas étonné de voir attribuer bientôt et avec raison au phosphore l'action curative des eaux minérales que nous sommes trop heureux, pour l'instant, de pouvoir attribuer à des traces d'arsenic presque imaginaires.

Il ne faudrait, pour opérer un pareil changement d'idées, que le caprice d'un nom illustre, car sous certains rapports les médecins de France sont comme les chirurgiens d'Italie dont parle Guy de Chauliac. «Je m'esbahis d'une chose; qu'ils se suivent comme des grues, car l'un ne dit que ce que l'autre a dit. »

Quoi qu'il en soit touchant le mode d'action des eaux minérales et touchant leurs analyses, l'observation des faits aussi bien que le simple bon sens nous conduisaient à faire le raisonnement suivant. Incontestablement, dans la plupart des cas, le fer est un médicament précieux pour combattre la chlorose, l'anémie et cette interminable série de phénomènes morbides nerveux qui en dépendent ; incontestablement le fer entre dans la composition du sang qu'il rend plus riche en globules et partant plus stimulant, plus vivifiant. Sous cette influence de la régénération et de la revivification du sang, il arrive souvent que le système nerveux se trouve stimulé plus énergiquement. Il en résulte un jeu plus régulier de toutes les fonctions qui se trouvent sous la dépendance des nerfs ; mais cette stimulation est souvent impuissante pour rétablir entièrement une santé ébranlée ; l'estomac ne sait plus extraire même des aliments les plus riches, les éléments réparateurs dont l'organisme a besoin pour se maintenir en bonne santé. En vain alors prodiguerez-vous au malade les aliments les plus riches en principes nutritifs, si ces substances sont peu ou point absorbées, elles jouent le rôle de corps étrangers et passent à travers l'organisme, sans lui être d'aucun profit, d'aucune utilité. Or, si nous ne pouvons pas recourir aux ressources que fournissent parfois l'hygiène, l'hydrothérapie, la gymnastique, ne pourrions-nous pas du moins tâcher de fournir en quelque sorte directement à l'organisme le phosphore dont il a besoin pour sa conservation et pour l'entretien de ses fonctions.

J'avais entendu parler de guérisons de fractures accélérées

par l'administration du phosphate de chaux : j'en avais moi-même observé, me semblait-il, les bons résultats ; et j'avais surtout été frappé du fait suivant observé à l'hôpital de l'Enfant-Jésus. Un petit garçon du service des scrophuleux rachitiques était tombé dans un état de faiblesse tel qu'il ne pouvait plus ni marcher, ni se lever ; un jour mon chef de service lui prescrivit (par dérision je crois) un peu de poudre de phosphate de chaux, et au bout de peu de jours l'enfant se tenait debout et marchait. Nous croyons du reste que, comme ce fait aurait pu confirmer une opinion qui n'était pas alors à la mode, il n'en a pas dû être fait mention en haut lieu.

Il n'est peut-être pas hors de propos de rappeler ici que les anciens employaient fréquemment les bezoards, la corne de cerf, les poudres d'yeux d'écrevisse, d'écailles d'huître, de coquillages, d'ivoire et de crâne humain pour combattre le rachitisme, l'ostéomalacie, le mal de Pott. l'épilepsie, etc. Dans ces denières années, M. Piorry a cherché à fixer l'attention du corps médical sur l'utilité de ce traitement, dans son Traité de médecine pratique, dans un mémoire qu'il a lu à l Académie des sciences, le 11 avril 1853, et dans plusieurs des leçons qu'il a faites à l'hôpital de la Charité, et particulièrement en novembre 1856.

MM. Guérin, Lenoir et Gosselin ont remarqué l'influence du phosphate de chaux pour activer la consolidation des fractures, et M. Alphonse Milne Edwards a démontré , par des expériences faites sur des animaux, la réalité de l'absorption du phosphate de chaux.

Dans un mémoire présenté à l'Académie des sciences, le 7 avril 1857, cet observateur disait : « J'ai comparé entre eux « 6 cals de lapins, dont 3 avaient été mis au régime du phos- « phate de chaux ; *chez ces derniers l'ossification était plus* « *avancée* que chez les autres. J'ai comparé 10 cals de chiens, « dont 5 avaient été mis au régime du phosphate de chaux ; « chez ces derniers animaux, *il était impossible de mécon-* « *naître l'influence du phosphate de chaux,* les résultats étaient « extrêmement satisfaisants. »

« Par l'ensemble de ces faits, on voit que l'abondance du phosphate de chaux contenu dans les aliments, et par suite porté dans le torrent de la circulation accélère le travail de l'ossification.

« D'ailleurs ce sel est sans danger; il n'exerce aucune action fâcheuse sur l'économie. »

En dehors de ces expériences qui me paraissent irrécusables, il y a des faits qui me semblent prouver l'efficacité réelle des corps phosphorés dans le traitement des maladies de poitrine. Je sais bien qu'il est toujours possible de nier des guérisons de phthisie, par ce que si l'on prend des malades arrivés à la dernière période, il n'y a pas de guérison à obtenir, et parce que si l'on prend des malades peu avancés, il est facile de dire que la maladie n'était pas bien caractérisée, et qu'après tout la guérison a pu se produire d'elle-même. Aussi, sans vouloir prendre parti pour les guérisseurs enthousiastes non plus que pour leurs adversaires systématiques, sans vouloir donner gain de cause aux phosphates plutôt qu'aux hypophosphites, je me permettrai de faire observer que d'illustres professeurs de l'école de Paris ont reconnu que lorsque la guérison arrivait, elle était le résultat d'une cicatrisation produite par une concrétion phosphatique calcaire, et que par conséquent, l'administration des médicaments phosphatiques est on ne peut plus rationnelle.

Sans renvoyer aux ouvrages de Laënnec, d'Andral, de Rayer, etc , je me contenterai de citer quelques lignes de l'ouvrage classique de notre maître Grisolle, qui dit, en parlant de la phthisie pulmonaire : « On sait positivement aujourd'hui que ces concrétions (phosphatiques calcaires) sont l'indice des efforts que fait la nature pour opérer la guérison de la maladie. Ces transformations ne sont pas rares, puisque Rayer en a trouvé un plus ou moins grand nombre chez la moitié des vieilles femmes (51 pour 100) qu'il a ouvertes à l'hospice de la Salpêtrière.

Or, d'après les analyses de M. Boudet, les sels calcaires sont en très-minime partie dans ces produits, tandis que le *phosphate*, le sulfate de soude et le chlorure de sodium en forment les 7 dixièmes.

De plus, M. Andral a indiqué que dès le début de la tuberculisation, et lorsque l'auscultation peut à peine en signaler l'existence, les globules du sang sont déjà moins abondants; dans aucun cas il ne les a vus atteindre leur moyenne physiologique 127 ; leur chiffre le plus élevé a été de 122, et ils oscillaient généralement entre 120 et 99. Ainsi donc, ajoute M. Grisolle, il est constant que les individus chez lesquels les poumons commencent à se tuberculiser présentent dans leur sang cette modification particulière de composition qui appartient aux constitutions faibles; ils sont dans un commencement d'anémie et leur sang est devenu semblable à celui des malades auxquels on a pratiqué plusieurs saignées.

Pour ces raisons et pour bien d'autres qui sont exposées plus loin, j'ai pris l'habitude d'associer fréquemment au fer le phosphate de chaux. J'ajoute que, dans nombre de cas, je crus pouvoir me louer d'avoir eu recours à cette association du fer avec un corps phosphoré. Cependant, en pareille matlère; le doute est toujours permis, et on doit chercher à s'éclairer. J'aurais été bien aise de pouvoir administrer le phosphore, non pas seul et en nature, car chacun sait que c'est un médicament stimulant, extrêmement énergique et dangereux; mais le phosphore uni au fer à l'état de sel, c'est-à-dire le *phosphate de fer*.

Malheureusement ce sel était très peu répandu en France, et son action thérapeutique était à peu près entièrement inconnue, au moins à en juger d'après nos formulaires, nos traités de matière médicale, de thérapeutique, de pharmacie, composés par les plus illustres professeurs de la Faculté de Paris ; en effet, c'est à peine si dans ces ouvrages on voit figurer le nom du phosphate de fer comme médicament.

M. Bouchardat, dans son formulaire de 1860, dit que toutes les combinaisons ferrugineuses à radical d'acide inorganique fort, tels que le sulfurique, *le phosphorique*, sont plus difficilement assimilés, et sont surtout utiles comme astringents. Or, je puis affirmer que cela est inexact, au moins pour le phosphate de fer.

En effet, nous trouvons dans le *Journal des conn. médic. chir.*, tome IV, page 216, une relation des expériences faites à Dribourg par Bruck, où il est dit : « Nous ignorons si le fer est réellement le principe colorant du sang ; mais de nouvelles expériences sur des lapins ont permis de constater que le fer administré entre effectivement dans la masse du sang : on a trouvé que le *phosphate*, le muriate, le carbonate et moins rapidement la limaille, sont digérés et assimilés à la dose de 5 centigrammes par jour pour les premières préparations et à celles de 2 centigrammes 1/2 pour la dernière. Je savais en outre que M. Gruby avait plusieurs fois prescrit cette préparation. M. Schaedelm m'avait affirmé que le phosphate de fer était connu de toute l'Allemagne, prescrit par le professeur Skoda, de Vienne, et de plus inscrit dans la pharmacopée de Prusse. »

Enfin j'avais trouvé dans le Dictionnaire des Dictionnaires de Médecine, de Fabre, tome IV, page 179, un article ainsi conçu, « *Phosphate de fer*: pour obtenir ce sel, on dissout dans suffisante quantité d'eau distillée une demi once de phosphate de soude d'autre côté on dissout de la même manière une demi once de sulfate de fer. On expose les deux dissolutions séparément aux rayons du soleil ou à la chaleur du bain de sable, jusqu'au moment où la solution de sulfate de fer a acquis une couleur rousse de vin de Madère ; alors on fait chauffer au feu la dissolution de phosphate de soude, et lorsqu'elle est un peu chaude, on verse peu à peu et en même temps les deux dissolutions dans un même vase. Il se forme un précipité floconneux qu'on laisse se rassembler pendant 1/4 d'heure , puis on filtre au papier Joseph : on recueille le précipité, on le lave deux fois à l'eau distillée ; on filtre de nouveau, et le dépôt qui reste sur le filtre est séché à l'ombre.

« L'eau qui a servi à laver le produit, doit être aussi conservée pour l'usage. (*Journ. de Médecine et de chirurgie pratique,* tome VIII, page 7). »

Le phosphate de fer a été essayé, mais sans succès, à la dose de 6 grains, 3 fois par jour, per le Docteur Woelker, dans un cas de cancer du sein. (*Journ. universel des sciences médicales,* tome IV, page 237), sans doute d'après l'usage qu'en a fait à l'extérieur Carmichaël dans divers cas de cancer ulcéré. Franck de Francfort, (*Bibliot. médicale,* tome LXXVI, page 240) et Schobeldt disent qu'à l'état liquide, c'est-à-dire apparemment dissous dans un excès d'acide, il est fort utile pour arrêter la carie des dents.

MM. Fuzet, Dupouget père et fils, ont préconisé aussi ce médicament comme ayant la propriété, non pas de guérir les ulcères cancéreux, mais de calmer les douleurs atroces qu'ils font éprouver, de changer l'aspect de leur surface et de les ramener à l'état de plaie simple.

Ils le donnent à l'intérieur à la dose de 3 grains portée graduellement jusqu'à 10 et répétée 3 fois par jour; en même temps ils font pratiquer sur les ulcères des lotions et des fomentations avec l'eau qui a servi au lavage du phosphate de fer dans la préparation de ce sel. (*Journ. de méd. et de chir. pratiques, loco citato.*)

Ces divers renseignements ne me conduisaient pas à un résultat positif ; il me semblait seulement possible d'en conclure que le phosphate de fer n'était que peu ou point connu en France ; qu'il était peu employé; qu'il était regardé par les uns comme un médicament très actif, puisqu'il avait été employé pour combattre des maladies réputées incurables, tandis qu'il était regardé par les autres comme une substance inerte. Somme toute, j'étais à peu près aussi avancé après qu'avant mes recherches, et pour conclure quelque chose, il me restait à faire moi-même de nouvelles expériences.

Sur ces entrefaite un Pharmacien de Paris, aussi instruit que modeste, **M.** Fourment ayant remarqué l'association du fer et du phosphate de chaux dans mes ordonnances, me demanda pourquoi je ne prescrivais pas de phosphate de fer ; mais par la raison bien simple, lui répondis-je, que je n'ai pas de renseignements suffisants sur ce médicament; je n'en connais ni les effets, ni les doses. Alors ce pharmacien me fit goûter quelques petites pastilles d'un gris verdâtre aromatisées à la vanille et contenant une petite quantité de phosphate de fer. Il m'apprit que depuis plusieurs années, il fabriquait ce médicament dont il se croyait l'inventeur et il ajoutait que différents médecins de son quartier, et particulièrement le docteur Léger, le prescrivaient avec succès aux femmes et aux enfants.

Le lecteur verra dans la 2ᵉ partie de ce travail *combien est soluble dans les liquides de l'estomac cette préparation réputée insoluble,* et comment elle se comporte dans l'organisme.

Mais dès à présent, je crois devoir dire qu'après les faits de guérison dont j'ai été témoin, et dont quelques-uns se trouvent rapportés à la fin de ce travail, le phosphate de fer n'est pas seulement une bonne préparation ferrugineuse, c'est un médicament qui possède un mode d'action spéciale qu'il doit sans doute au *phosphore,* qui entre dans sa composition.

A Dieu ne plaise que je veuille prétendre qu'avec ce médicament on pourra guérir toutes les maladies, ni qu'il faille l'administrer à tort et à travers, comme l'iode et l'huile de foie de morue dont on fait aujourd'hui un abus si déplorable; mais je crois fermement qu'on en pourra tirer un excellent parti, non seulement pour combattre la Chlorose et l'Anémie, ainsi que tous les désordres nerveux et les troubles fonctionnels qui en résultent, mais encore pour combatre avec efficacité, les affections du système osseux qui n'ont peut-être jamais été aussi mal soignées qu'à notre époque, grâce à la faveur exagérée dont jouit maintenant la médication altérante.

Nous ne voyons figurer ni l'iode ni l'arsenic au sein de nos organes et de nos tissus; mais nous y voyons figurer le *phosphore* en quantité bien considérable, d'abord dans le *lait* et le *sang qui servent à former tous nos organes,* ensuite dans nos principaux organes eux-mêmes : *les os, les dents, le système nerveux, le sperme, la chair musculaire,* et enfin dans tous les liquides de la digestion, *salive, bile, suc gastrique, suc pancréatique intestinal, etc.*

Ainsi on a trouvé que :

1° Sur 1,000 parties de lait de vache, il y avait 3,697 de sels minéraux dont 2.232 de phosphates, c'est-à-dire les *deux-tiers*. (Regnault).

1° Lait

Phosphate de chaux.	1,805	
Phosphate de magnésie . . .	0,170	
Phosphate de fer	0,032	2,232
Phosphate de soude.	0,225	
Chlorure de sodium	1,350	
Carbonate de soude.	0,115	1,465
	3,697	

M. Cazeaux pense que lorsqu'une nourrice voit pendant l'al laitement, le nourrisson peut être affecté de rachitisme *à cause de l'élimination par le sang menstruel des phosphates calcaires contenus dans le lait et destinés à compléter l'ossification.*

Tout recemment encore la même opinion a été reproduite en **Angleterre** à la Société obstétricale de Londres ; M. Tibury **Fox**, s'appuyant sur les analyses de **MM.** Vernois et Becquerel, a cherché à établir que la persistance de la fonction menstruelle pendant l'allaitement, en diminuant la proportion de sels du lait a presque toujours pour conséquence le développement du rachitisme. (Thèse du Dr Plantin.)

Il est vrai que le 30 janvier de la même année **M.** Dechambre a publié dans la *Gazette hebdomadaire,* un article pour combattre cette théorie, en disant qu'il n'y avait que 25 *centigrammes de sels dans* 100 *grammes de lait* de femme; mais qu'est-ce que cela prouve ? En effet, chaque télée doit retirer de 80 à 200 grammes de lait, d'après M. Guillot Natalis, et l'enfant absorbe de 1000 à 1500 grammes de lait par jour, soit 3 grammes 50 de phosphates ou plus de 1 kilogramme au bout de l'année.

2° **Sang.**

MM. Becquerel et Rodier ont trouvé dans les cendres provenant de la calcination de 1,000 grammes de sang humain en moyenne.

Chlorure de sodium 3,50
Sels solubles : *Phosphate de soude*, carbonate
   de soude, sulfate de potasse . . . . 2,80 ⎫
Sels insolubles : *Phosphate de chaux* avec   ⎬ 3,10
   des traces de magnésie. . . . . 0,30 ⎭
Ils évaluent le fer contenu dans les globules
   à pour 1,000 de sang. 0,55

3° Os.

Sur 100 parties d'os d'un homme adulte, il y en a 54,20 *de phosphates* (Régnault) :

Sous-phosphate de chaux avec une pe-
   tite quantité de fluorure de calcium   53,04 ⎫
                                                     ⎬ 54,20
Phosphate de magnésie. . . . . 1,16 ⎭
Carbonate de chaux. 11,30
Soude et chlorure de sodium. 1,20
Matière organique. 33,30
                                          ——————
                                         100,00

4° Dents.

Sur 100 parties de dent d'homme on trouve 65,30 *de phos= phates* (Régnault).

Phosphate de chaux avec fluorure de
   calcium. . . . . 64,30 ⎫
                                                     ⎬ 65,30
Phosphate de magnésie . . . . 1,00 ⎭
Carbonate de chaux. 5,30
Soude avec un peu de chlorure de so-
   dium 1,40
Matière cartilagineuse. 28,00
                                          ——————
                                         100, 00

D'après les pesées que M. Jobert de Lamballe a fait exécu- ter à la prière de **M. Elie de Beaumont**, un squelette humain desseché pèse en moyenne 4 kilogrammes, et contient 3,280 *grammes de Phosphate* de chaux; le poids d'un homme dessé- ché étant d'environ 28 kilogrammes (1).

---

(1) MM. Bidder et Schmidt ont cru pouvoir conclure de leurs expériences que le poids du corps de l'homme étant de 64 *kilogrammes*, il y avait 44 *kilogrammes* d'eau et 20 *kilogrammes* de matière solide anhydre, que la totalité des liquides digestifs (salive, suc gastrique, bile, suc pancréatique et suc intestinal) sécrétés en 24 heures s'élève à 10 *kilogrammes* contenant 310 *grammes* de matière solide.

D'où il résulte qu'il y a chaque jour, indépendamment des boissons et des aliments

Or nous voyons que le lait, cet aliment complet par excellence, puisqu'il peut à lui seul former tous nos organes, renferme 22,30 *de phosphate*, et la *cendre* du grain de blé qui nourrit tant de millions d'hommes, contient jusqu'à 45 pour 100 *d'acide phosphorique*, correspondant à 95 *pour* 100 de Phosphate de chaux.

Voila pourquoi le blé joue un si grand rôle comme aliment, pourquoi sa culture est si épuisante, pourquoi enfin le noir animal, qui contient jusqu'à 75 *pour* 100 de son poids en phosphate de chaux jouit d'une si haute réputation comme engrais dans l'agriculture.

Le blé, le sarrazin et le Colza ont besoin d'une quantité de Phosphate 7 à 8 fois plus considérable que les betteraves et les navets, qui sont, comme chacun sait, fort peu nourrissants.

Ce sont là des faits qui ont été péremptoirement établis par les travaux de MM. Chevreuil, Payen, Boussingault, Magutti, Elie de Beaumont, Bertin de Nantes et sur lesquels je ne dois pas m'étendre davantage.

5° Email.

L'émail contient 90 de phosphates calcaires et magnésiens.

6° Nerfs.

Sur 100 parties, la substance nerveuse a fourni 6,65 *de phosphates* (Vauquelin).

Eau.	80.00
Albumine.	7,00
Matières grasses blanche et rouge. . .	5,23
Soufre,*phosphate* acide de potasse,*phosphate* de chaux et de Magnésie, chlorure de sodium.	5,15
Phosphore combiné aux matières grasses	1,50
Osmazone.	1,12
	100,00

Le total 5,15 et 1,50 est accolé à 6,65.

ingérés près de 10 litres d'eau qui sont versés dans le tube digestif, puis absorbés après avoir lavé et dissous les aliments. Ce resultat semble au premier abord étonnant, parce que nous ne le voyons pas s'accomplir sous nos yeux, et parce que nous oublions que le nombre des glandes de l'estomac est de 5 millions, celui des glandes (organes secretants) de l'intestin grêle de 50 millions; celui des villosites (organes absorbants) de ce même intestin 10 millions (*Traité d'anatomie* de Sappey, tome 3).

Mais il ne nous surprendra pas quand nous songerons à la quantité de liquides evacués en quelques heures sous l'influence d une attaque de cholera ou d'un simple purgatif.

Nous rappelons en terminant que sur 2,630 *grammes* d'aliments ou de boissons in-

M. Couerbe a trouvé environ 2,50 de phosphore pour **100**, dans les cerveaux ordinaires et 1 à 1,50 seulement dans ceux qui avaient appartenu à des idiots et 4 à 4,50 dans les cerveaux d'aliénés. il en a conclu, suivant nous, avec une certaine apparence de raison que le phosphore est le principe excitant du système nerveux et que l'absence de ce principe dans l'encéphale réduirait l'homme à la triste condition **de la brute.**

7° Liquide céphalo-rachidien.

Le liquide céphalo-rachidien au milieu duquel se trouve comme suspendu notre système nerveux, offre, d'après Lassaigne, la composition suivante :

Eau.	98,564
Albumine.	0,088
Chlorure de sodium et de potassium.	0,801
Osmazone.	0,474
Phosphate de chaux libre et matière animale.	0,036
Phosphate de chaux et carbonate de soude.. .	0,017

0,053

99 980

8° Sperme.

Le sperme soumis à l'analyse a fourni à Vauquelin 30 parties de phosphate de chaux sur 1,000.

Eau.	900,00
Mucilage animal..	60,00
Soude.	10,00
Phosphate de chaux	30,00

1,000,00

9° Chair musculaire.

M. Mulder a trouvé 33 parties de phosphate sur 10,000 de fibrine de sang de bœuf et d'albumine de sérum; d'après M. Regnault 100 parties de chair musculaire de bœuf se réduisant par la dessiccation à 25 parties, après l'incinération, il reste environ 1 1/2 partie de sels composés principalement de *phosphate de potasse*, de soude, de chaux, et d'une petite quantité de chlorures alcalins, c'est-à-dire que 10,000 grammes

---

troduits dans l'organisme, puis dissous dans ces 10 litres de liquides digestifs en 24 heures, il y en a 500 d'evacues à l'etat d'eau par la transpiration *du poumon*, 1,000 par la transpiration de la *peau* (laquelle presente environ 130 decimètres carrés de surface et 2 *millions* de glandes sudorifères), 1,000 par les urines, et 150 seulement par les matières fécales.

de chair musculaire se réduisent par la dessication à 2,500 grammes, et que sur ce poids, il y a environ 150 grammes de *phosphates alcalins*.

Le tissu musculaire a été l'objet d'un grand nombre de re-cherches chimiques; mais dans ces recherches on n'a pas isolé ce tissu des éléments qui entrent accessoirement dans sa composition, tels que les artères, les veines. les nerfs, le tissu cellulaire ; par conséquent, les résultats de toutes ces analyses sont complexes et ne présentent qu'une valeur approximative.

Fourcroy a démontré que la fibrine en constitue la base et le caractérise d'une manière spéciale, les autres éléments énumérés par M. Orfila, sont : l'eau, la gélatine, l'albumine, une matière grasse composée d'oléine et de stéarine, la cérébrote, la créatine, l'acide lactique, le chlorure de sodium et de potassium, le *phosphate* de soude. d'ammoniaque et de chaux, le sulfate de potasse, l'*oxyde de fer*, et peut-être la soude et l'oxyde de manganèse. Les analyses, d'ailleurs incomplètes de Braconot et de Schlossberger ne diffèrent pas sensiblement de celles de Berzélius, qui donne les chiffres suivants (Sappey, *Anatomie*, tome I).

Fibrine.	1,580
Cruor et albumine.	220
Gélatine.	190
Osmazone.	180
Ptyline	15
Phosphate de soude.	90 } 98
Phosphate de chaux.	8 }
Eau.	7,717
	10,000

En résumé, nous trouvons que sur 1,000 parties en poids, les *phosphates* entrent pour :

3,00	dans le	sang.
2,25	—	lait.
3,30	—	albumine.
3,30	—	fibrine.
15,00	—	chair.
30,00	—	sperme.
66,00	—	nerfs.
542,00	—	os.
653,00	—	dents.
900,00	—	émail.

Mais il ne faut pas oublier que le lait et le sperme contiennent 900 d'eau pour 1,000 et que le sang et la matière nerveuse en contiennent 800, ce qui revient à dire que la composition en *phosphates* de ces matières desséchées est pour 1,000 parties en poids :

Sang.	15,00
Lait.	22.30
Chair musculaire.	60,00
Sperme.	300,00
Nerfs.	332 00
Os.	542,00
Dents.	653.00
Email.	900,00

10° Liquides de la digestion.

Que si maintenant nous venons à étudier la composition des liquides de l'organisme nécessaires à la digestion, comme la salive, la bile, le suc pancréatique, le suc intestinal, nous voyons que chacun d'eux renferme des espèces de *ferments particuliers*, ce qui déjà suffit pour nous faire présumer l'existence des *phosphates*, puisque les ferments ne peuvent se former en l'absence des phosphates. Mais les analyses de Berzélius, Leuret, Lassaigne, Enderlin, Freirichs, viennent confirmer pleinement notre manière de voir. Si ces habiles chimistes n'ont pas toujours pu indiquer avec une précision suffisante le poids des phosphates contenus dans chacune de ces différentes humeurs, nous savons qu'ils en ont constamment reconnu la présence.

Les matières solides contenues dans la bile renferment jusqu'à 20 et 25 pour 100 de *phosphates de soude*, les cendres fournies par le résidu de la salive donnent plus de 28 pour 100 de phosphates, et le tartre des dents 79 (Berzélius).

Tableau des liquides de la digestion sur 1,000 grammes.

Suc pancréatique. *Phosphates* de soude, de chaux, de fer, de magnésie et oxyde.	0,090
Suc gastrique. *Phosphates* de chaux, de magnésie et de fer.	0,150
Bile. *Phosphate* de soude et chlorure de sodium.	2.500
Salive mixte. *Phosphates* alcalins.	2,800
Suc intestinal. *Phosphates* de soude, chlorure de potassium, de sodium, etc.	14,500

Tartre des dents. *Phosphates* alcalins provenant de
la salive. 790,000

Il ne faut pas oublier que ces liquides renferment 990 d'eau
pour 1,000 environ.

Ajoutons encore, afin d'être aussi complet que possible que
la présence des *phosphates* a été également constatée.

1. dans les Tendons, les Aponévroses, par Foucroy.
2. dans les Cartilages, par Chevreul.
3. dans le Tissu cellulaire, par John.
4. dans la Synovie, par Lassaigne et Boissel.
5. dans le chyle, par Tiedman et Gmélin.
6. dans les Eaux de l'amnios, par Vauquelin et Boniva.
7. dans le Mucus, par Berzélius.
8. dans les Larmes, par Fourcroy et Vauquelin.
9. dans la Sueur, par Thénard.
10. dans les Urines, par Berzélius, Vauquelin, Proust.

Notonsenfin que dans le rachitisme, l'urine, d'après Chaptal,
Foucroy, etc, contient une forte proportion *de phosphates* de
chaux, enlevée à l'organisme, et nous nous expliquerons comment *les phosphates* et l'huile de foie de Morue, qui est riche
en Phosphore, sont de bons médicaments pour combattre cette
maladie du système osseux.

11° Huile de foie de morue.

Depuis 1845, l'emploi de l'huile de foie de morue est devenu
une sorte de banalité; mais ce médicament doit perdre une
grande partie de la juste confiance qu'il mérite, si l'on songe
aux fraudes dont il est l'objet et aux difficultés qu'on a pour le
faire prendre.

Et d'abord l'huile noire pure qui vient de Terre-Neuve est
rare, difficile à se procurer et fort peu employée en médecine
à cause de son aspect repoussant.

Les huiles brunes sont les plus employées et consistent le
plus souvent dans des mélanges d'huile de foie de morue, de
marsouin, de cachalot, de baleinoptères ou de phoques, parce
que les pêcheurs s'occupent bien moins de produire des huiles
pures, que d'en produire beaucoup; on les obtient à Terre-
Neuve en exposant aux rayons du soleil des foies d'une quantité de poissons entassés dans des cuves et en les soumettant à
la presse à mesure qu'ils se putréfient. Quant aux huiles
blondes, jaunes, dorées, blanches, elles s'obtiennent habituelle-
ment dans l'industrie en coupant les huiles brunes avec des
huiles d'œillettes, de Sésane et d'Arachides, et cela dans des

proportions qui vont jusqu'à 55 sur 100; on a même vendu à Paris, une soi-disant huile de foie de morue qui consistait en une solution de colophane dans une huile végétale.

Avec de telles données nous ne chercherons pas à établir une moyenne de la composition des huiles *prétendues* pures consommées par les malades, d'après l'avis de leurs médecins qui ne s'inquiètent pas assez de ces faits, nous nous contenterons d'exposer ici les analyses comparatives d'échantillons d'huile de foie de morue en provenance de Terre-Neuve, et d'huile de foie de morue extraite de foies parfaitement frais, dans des vases propres et à une douce chaleur :

On trouve sur 1,000 parties — Terre-Neuve, — huile fraîche.

	Terre-Neuve		huile fraîche	
Oléine.	955	422	988	700
Margarine et gaduine.	40	017	8	760
Chlore.	0	125	1	122
Iode.	0	013	0	327
Brome.	0·	000	0	043
Soufre.	0	069	0	201
Phosphore.	0	006	0	203
Acide phosphorique.	0	095	0	108
Acide sulfurique.	0	021	0	236
Perte.	0	021	0	300
Phocéine.	2	510		
Acide chlorique.	0	021		
Acide phocénique.	1	770		
Acide acétique.	0	010		

Ces analyses ont été faites par MM. Girardin, professeur de Chimie à Rouen, depuis Doyen de la Faculté des sciences de Lille, Delatre et Rigel; elles se trouvent consignées dans un travail qui a reçu l'approbation de l'Académie impériale de médecine, le 3 mai 1859.

L'huile de foie de Morue pure devrait renfermer environ 3 *décigrammes de phosphore,* d'iode et de soufre par litre ; mais sous l'influence de la putréfaction et de la chaleur, l'iode s'échappe en totalité ou en partie, de telle sorte que plusieurs chimistes n'en ayant pas pu trouver, ont cru pouvoir en nier l'existence.

12° Eaux Minérales.

Lorsque nous avons commencé notre travail sur le phosphate de fer, nous avons dit que les effets thérapeutiques que nous avons obtenus pourraient bien devoir être attribués avec

autant de raison au phosphore qu'au fer, et qu'au lieu de s'ever
tuer à chercher quand même de l'arsenic et de l'iode dans des
eaux Minérales qui n'en renferment pas, il serait peut-être
plus convenable de rechercher la présence du phosphore qui est
indispensable à notre organisme, et dont l'action comme médicament n'est certainement pas moindre que celle de l'iode.

Je ne prétends pas expliquer l'action favorable de toutes les
eaux minérales par la présence du phosphore seul , mais
je suis persuadé que ce corps joue un rôle important dans
l'hydrologie, j'ai même été frappé en parcourant les analyses d'eaux minérales qui me sont tombées entre les mans,
de voir que *dans toutes celles où la présence du phosphate
avait été constatée, on avait trouvé du fer*, et je suis porté
à croire que s'il existe des eaux ferrugineuses où la présence du phosphore n'a pas été constatée, c'est qu'on ne l'a pas
recherché avec soin. Je ferai observer que je n'ai pas dit que
toutes les eaux minérales renfermaient du phosphore, ni que
toutes celles qui en contenaient le contenaient à l'état du phosphate de fer, par la raison qu'il ne me semble pas possible de
dire au juste quelles combinaisons salines existent dans les
eaux minérales, non plus que dans les huiles ou les extraits,
qui sont des médicaments complexes.

C'est pour cela que le tableau comparatif que nous avons
dressé ne présente, d'après moi, qu'une valeur relative, et
que si la question des phosphates acquiert, comme je le crois,
une grande importance, on fera bien de reprendre l'analyse de
toutes les eaux minérales et de constater très exactement le
poids du *phosphore et du fer* contenu dans ces eaux.

Pour l'instant je me borne à constater purement et simplement un fait irrécusable, c'est que *toutes les eaux Minérales
phosphorées*, dont j'ai pu me procurer l'analyse, *contiennent du
fer;* mais je pense que s'il plaisait à un chimiste de dire que
dans ces eaux le phosphore et le fer se trouvent à l'état de
phosphate de fer, ou aurait bien de la peine à lui démontrer
qu'il se trompe, si tant est que véritablement il se trompât.

Quoi qu'il en soit, j'aurai démontré autant qu'il était en moi :
1° *Que le phosphate de fer est un excellent médicament parce
qu'il réunit deux corps simples indispensables l'un et l'autre
à la constitution de l'organisme et à l'entretien de la vie;*
2° Jaurai fait voir que l'huile de foie do morue et les eaux minérales pourraient bien devoir à ces mêmes principes leurs effets salutaires.

DEUXIÈME PARTIE

Chimie et Physiologie.

Indications thérapeutiqnes,

Dans la première partie de mon travail j'ai exposé comment j'avais été conduit à administrer le phosphate de fer à des malades, et comment après en avoir obtenu d'excellents résul - tats j'avais cru devoir appeler l'attention du corps médical sur cette préparation ferrugineuse qui doit, suivant moi, occuper le premier rang parmi ses congénères.

J'ai émis cette opinion qu'au lieu de s'évertuer à chercher partout des traces presque hypothétiques d'arsenic ou d'iode, et d'administrer à tort et à travers ces substances aux malades, il serait peut-être plus convenable et plus vrai, d'attribuer l'action curative de certains médicaments complexes à *la présence réelle du phosphore,* substance non moins active que les deux précédentes, mais qui en diffère en ce qu'elle fait essentiellement partie de l'organisme humain; et que sans elle la vie ne saurait subsister à la surface de la terre.

J'ai démontré par des chiffres empruntés aux analyses chimiques les plus célèbres, le rôle immense que joue le phosphore au sein de l'organisme humain.

Nous avons vu que les phosphates constituaient la partie la plus importante du lait, du sperme, des nerfs, des os, des dents et de leur émail, et qu'on les retrouvait dans le sang, ce liquide nourricier par excellence, aussi bien que dans l'albumine, la fibrine et la chair musculaire, et qu'enfin ils faisaient partie de tous les liquides de la digestion, salive, suc pancréatique, suc intestinal, bile, suc gastrique, etc. Nous avons également arrêté notre attention sur la composition des globules sanguins et particulièrement sur l'influence du fer contenu dans le sang, et sur la manière de revivifier et de fortifier le sang en administrant les ferrugineux, et nous avons terminé en citant quelques faits qui nous avaient paru de nature à faire admettre l'utilité et l'efficacité du phosphate de fer.

Aujourd'hui nous voulons aborder plus particulièrement l'étude du phosphate de fer, c'est-à-dire la manière dont on l'obtient et dont il se comporte en présence des liquides contenus dans l'estomac. (1)

Neveu d'un médecin qui s'est occupé de recherches sur la digestion, j'aurai tâché d'apporter à la science mon contingent d'efforts ; heureux si je puis parvenir à élucider une question de physiologie médicale digne du plus haut intérêt.

Le phosphate de fer (*ferrum phosphorium, phosphas ferrosus*) est une poudre d'un bleu gris, insoluble dans l'eau, soluble dans les acides; il a pour formule 2 Fe O Ph O⁵.

On l'obtient en décomposant un soluté de proto-sulfate de fer par un soluté de phosphate de soude.

Le phosphate de soude ordinaire du commerce s'obtient en ajoutant du carbonate de soude à la dissolution du phosphate acide de chaux qu'on obtient en traitant les cendres d'os par l'acide sulfurique. C'est donc, en réalité, l'acide phosphorique des os réuni à du fer qui constitue le phosphate de fer. La réaction s'opère entre un équivalent de phosphate de soude 2 N a O Ph O³ et deux équivalents de sulfate de fer (Fe O S O ³) ✕².

L'équivalent de l'oxygène étant. . . 100
L'équivalent du fer étant. 350
L'équivalent du phosphate étant. . . 400

Il en résulte que l'équivalent du phosphate de fer 2 Fe O Ph O⁵

est . . 1800

En effet, il y a dans un équivalent de phosphate de fer

Sept équivalents d'oxygène. 700
Deux équivalents de fer. 700
Et un équivalent de phosphore. . . 400

Tous ces nombres étant exactement divisibles par 100, il en résulte que 18 grammes de phosphate contiennent :

9 grammes d'acide phosphorique.
9 grammes d'oxide de fer.

Ou : { 7 grammes d'oxygène.
{ 7 grammes de fer.
{ 4 grammes de phosphore.

---

(1) En ce moment et malgré l'appréciation favorable du rapporteur de l'Académie de Médecine, M Boudet, le phosphate de fer peut être considéré comme un medicament secret. Or, en vertu de la legislation ridicule qui régit encore la pharmacie, mais qui heureusement, dit on, va bientôt disparaître, les pharmaciens qui font commerce de ces medicaments doivent être poursuivis par mesure de police correctionnelle et punis d'une amende de 25 à 600 francs.

Ou, approximativement, que le phosphate de fer est formé en poids de 2/5 d'oxygène, 2/5 fer, 1/5 phosphore.

Ainsi, quand vous administrez 10 centigrammes de phosphate de fer, vous administrez :

4 centigrammes d'oxygène.
4 centigrammes de fer.
2 centigrammes de phosphore.

Ou : { 5 centigrammes d'acide phosphorique.
{ 5 centigrammes d'oxyde de fer.

En regardant ces nombres, je me suis bien souvent demandé s'il y avait d'autres médicaments qui réunissent autant de principes stimulants, toniques et reconstituants, et faisant partie de l'organisme , dans des proportions aussi simples et aussi favorables à l'absorption.

Mais, dira-t-on peut-être, le phosphate de fer est insoluble. — Ceci me conduit naturellement à étudier, avec détail, une des questions les plus mal connues, je veux parler de l'absorption des médicaments et particulièrement des substances insolubles.

Si le pyro-phosphate est préconisé, tandis que le phosphate reste dans un oubli tel, que la très-grande majorité des médecins de France en connaissent à peine le nom ; si l'on s'est donné un mal infini pour obtenir un *pyro-phosphate de fer ammoniacal qui coûte fort cher et qui contient moins de un cinquantième de son poids en fer* (18/1000 Dorvault), n'est-ce pas parce que le pyro-phosphate est soluble dans l'eau, et que le phosphate ne l'est pas ?

Mais lorsqu'il s'agit d'examiner si une substance médicamenteuse, et particulièrement un sel minéral, est soluble et absorbable, on devrait bien moins s'attacher à son peu de solubilité dans l'eau, qu'à son degré de solubilité dans les liquides de l'estomac.

On sait que le suc gastrique, sécrété dans l'épaisseur des parois de l'estomac, et versé dans la cavité de cet organe, est l'agent principal de la digestion ; mais on a dit et écrit tant de choses contradictoires sur la composition et sur le mode d'action de ce liquide, que nous croyons devoir rappeler quelques-uns des faits les mieux observés; de la sorte, chacun pourra comprendre aisément comment nous avons pu entreprendre des expériences qui offrent des garanties d'exactitude d'autant plus grandes, qu'elles peuvent être répétées, contrôlées et vérifiées avec une grande facilité.

Le suc gastrique se compose essentiellement d'eau, tenant en dissolution de la pepsine associée à une autre certaine quantité *d'acide chlorhydrique* et *d'acide lactique*, du chlorure de sodium et quelques autres matières *minérales ;* mais la production de cette humeur n'est pas constante ; le travail sécrétoire qui y donne naissance est intermittent, et son activité est soumise à l'influence de plusieurs circonstances.

Faute d'avoir connu ces faits, ou d'en avoir suffisamment tenu compte, les premiers expérimentateurs qui se sont occupés de l'étude du suc gastrique, ont été exposés à des erreurs graves.

Ainsi, lorsque l'estomac est en repos, il n'y arrive que peu ou point de suc gastrique ; le liquide contenu dans ce viscère, est formé presque entièrement de salive plus ou moins altérée, et de mucus. D'où l'inutilité des expériences faites avec le liquide trouvé dans l'estomac des cadavres.

Mais lorsque l'estomac est appelé à jouer un rôle actif dans la digestion, le travail sécrétoire se réveille dans les glandules pepsiques, et il sort de ces organites du *suc gastrique qui est toujours acide,* ainsi qu'on peut le reconnaître par son action sur le papier de tournesol.

La réaction acide du liquide fourni par les parois de l'estomac *cette eau-forte animale,* comme l'appelait Van Helmont, avait été constatée chez le cochon, vers la fin du XVIIe siècle, par Viredeti; mais d'après les expériences de Spallanzani et de quelques autres physiologistes, on considérait généralement le suc gastrique comme étant neutre; et Carminati paraît avoir été le premier à remarquer que s'il en est ainsi chez les animaux, à jeun, il en est autrement après les repas, et qu'alors les liquides de l'estomac sont acides.

L'acidité du suc gastrique fut constatée ensuite par beaucoup d'autres expérimentateurs ; mais plusieurs physiologistes n'admirent pas ce fait jusqu'à ce que les expériences pratiquées simultanément en France par Leuret et Lassaigne, et en Allemagne par Tiedman et Gmelin, fussent venues lever toutes les incertitudes et donner l'explication des observations contradictoires qui jusqu'alors justifiaient les doutes.

Mais la nature du principe qui donne à ce liquide son acidité resta longtemps encore inconnue, et aujourd'hui tous les physiologistes ne sont pas d'accord sur ce point. Afin d'élucider cette importante question, nous avons emprunté différents passages de l'ouvrage si remarquable et si consciencieux de M. Milne Edwards.

On pensa d'abord que le suc gastrique contenait de *l'acide lactique*.

L'existence de l'acide lactique dans le suc gastrique du veau fut annoncée par Macquart en 1786, et vers 1816 M.Chevreul, en examinant une certaine quantité de liquide expulsé de l'estomac de l'homme par régurgitation volontaire, y trouva :

1° De *l'acide lactique* uni à une matière animale soluble dans l'eau et insoluble dans l'alcool;

2 Un peu de chlorhydrate d'ammoniaque et de chlorure de potassium;

3º Une certaine quantité de chlorure de sodium;

4º Du mucus;

5° Beaucoup d'eau.

En 1824, Graves trouva de *l'acide lactique* dans le liquide vomi par un malade atteint de dyspepsie, et en 1825 Leuret et Lassaigne conclurent de leurs expériences sur le suc gastrique du chien que ce liquide contenait de *l'acide lactique*, du chlorhydrate d'ammoniaque, du chlorure de sodium, une matière animale soluble dans l'eau, du mucus, du *phosphate de chaux*, et 98 centièmes d'eau.

Plus récemment, MM. Bernard et Baressvil ont été conduits par leurs expériences à admettre aussi que les propriétés acides du suc gastrique sont dues à la présence d'une certaine quantité d'*acide lactique* libre.

Mais en 1824 Proust étudia d'une manière plus complète la question, et fit voir que le liquide dont sont imprégnés les aliments dans l'estomac de divers mammifères contient de *l'acide chlorhydrique* à l'état de liberté, ou du moins non combiné, soit avec des bases fixes, soit avec de l'ammoniaque.

Les résultats obtenus par ce chimiste furent confirmés par les recherches de Tiedman et Gmelin, Prevost et Morin, Bidder et Schmidt, Bouchardat et Sandras (oncle), Lehmann,Braconnot et Enderlin.

Tiedman et Gmelin concluent de leurs expériences sur le suc gastrique du chien et de plusieurs autres mammifères,que ce liquide contient plusieurs acides libres, savoir :

1º *De l'acide chlorhydrique*,

2º *De l'acide acétique ou lactique*,

3º De l'acide butyrique.

En 1835, Braconnot étudia chimiquement du suc gastrique recueilli sur un chien par M. Blondelot, et ses expériences le conduisirent à admettre que ce liquide contenait :

1° *De l'acide chlorhydrique* en quantité remarquable,

2° **Du** chlorhydrate d'ammoniaque,

3° **Des** chlorures et du *phosphate de chaux.*

En distillant le liquide fourni par les matières alimentaires contenues dans l'estomac d'un supplicié, M. Enderlin en a retiré de *l'acide chlorhydrique* libre.

Dans dix-huit expériences faites sur des chiens, MM. Bidder et Schmidt n'ont trouvé dans le suc gastrique aucune trace d'acide lactique ou d'aucun autre acide organique; mais ils ont trouvé que chez les herbivores *l'acide chlorhydrique* libre était accompagné de petites quantités d'*acide lactique.*

Enfin M. Lehmann, dans des recherches récentes, a constaté que si l'on dessèche à froid et dans le vide du suc gastrique normal, il s'en dégage de l'*acide chlorhydrique* que l'on peut recueillir et doser; mais le résidu est encore acide et fournit à l'analyse une quantité considérable d'*acide lactique.*

MM. Bouchardat et Sandras, dans leurs recherches sur la digestion, disent, page 15 : le suc gastrique contient des proportions très-notables d'acides *chloryydrique* et *lac'ique.* Ces acides ont été fournis évidemment par la décomposition des sels dont l'économie est imprégnée, de chlorure du sodium et du lactate de soude.

Dans six expériences de ce genre M. Lehmann recueillit de l'acide *chlorhydrique* dans la proportion de 0,098, à 0,132 pour 100 de suc gastrique et dans le résidu il trouva de *l'acide lactique* dans la proportion de 0,320, à 0,583 pour 100.

Dans une série de 9 analyses de suc gastrique obtenu au moyen de fistules artificielles sur des chiens dont la sécrétion salivaire était préalablement détournée des voies digestives, MM. Bidder et Schmidt ont obtenu les moyennes suivantes pour 1000 *parties* de liquide.

Eau.	973,000
Pepsine et autres matières organiques	17,000
Acide chlorhydrique libre.	3.050
Chlorure de potassium.	1,125
Chlorure de sodium.	2,507
Chlorure de calcium	0,624
Chlorure d'ammoniaque.	0,468
Phosphate de chaux.	1,725
Phosphate de magnésie	0,226
Phosphate de fer.	0,082

Dans une autre série d'expériences, quand la salive pouvait arriver dans l'estomac, la proportion d'acide libre ne s'élevait qu'à 2,337, et la quantité de matières organiques était un peu plus considérable.

Enfin le *suc gastrique d'une femme* qui portait dèpuis long-temps une fistule gastrique a été analysé 2 fois par M. Schmidt et a donné les résultats suivants :

	1re Expérience.	2e Expérience.	Moyenne.
Eau.	994,610	994,190	994,404
Pepsine etc.	3,016	3,374	3,195
Acide chlorhydrique.	0,217	0,183	0,200
Chlorure de calcium.	0,092	0,031	0,061
Chlorure de sodium.	0,345	1,584	1,465
Chlorure de potas. .	0,570	0,530	0,550
Phosphate de chaux, de magnésie *et de* fer	0,150	0,100	0,125

MM. Bidder et Schmidt ont aussi cherché à évaluer la quantité de suc gastrique produite chez *l'homme* au moyen de quelques expériences faites sur des chiens dont l'estomac avait été mis en communication avec l'extérieur par une ouverture fistuleuse. D'après la quantité qu'ils supposèrent devoir être sécrétée journellement et en comparant les données numériques ainsi obtenues au poids total du corps de chaque animal employé, ils arrivèrent à ce résultat que pour 1 kilogramme de ce poids, il y a formation de 100 grammes de suc gastrique. Admettant ensuite que la même proportionnalité existe entre le poids du corps humain et le poids du suc gastrique sécrété, ils estiment à près de 6 kilogrammes 1/2 la quantité de liquide que l'estomac d'un homme de taille ordinaire doit sécréter dans les 24 heures.

Chez la femme de Dorpat, qui portait une fistule gastrique, la quantité du suc gastrique fournie par cet orifice était beaucoup plus considérable.

Dans quelques circonstances l'écoulement était si abondant que dans l'espace de 15 minutes on a recueilli plus de 300 grammes de ce liquide, et M. Schmidt l'évalue en moyenne à 580 grammes par heure; ce qui correspondrait à 14 kilogrammes par jour.

Mais il me paraît impossible de supposer que dans l'état normal les choses puissent se passer de la sorte. (Milne Edwards tome, VII Physiologie *passim*). Il ne faut pas oublier que la surface de l'estomac est d'environ 5 décimètres carrés, et qu'elle présente plus de 5 millions de glandes (125 par millim. carré).

De tout ce que nous venons de dire, il résulte très-manifes-
tement :

1° Que le suc gastrique est *franchement acide,*

2° Que son acidité doit être attribuée à la présence d'une certaine quantité·*d'acide lactique* et *d'acide chlorhydrique,*

3° Que le meilleur moyen d'étudier la manière dont se comportent les préparations ferrugineuses en présence des liquides
acides contenus dans l'estomac, consiste (outre l'épreuve clini-
que) à examiner comment elles se comportent en présence des
acides *chlorhydrique* et *lactique.*

Nous avons constaté expérimentalement que le phosphate de
fer et le fer réduit par l'hydrogène étaient de toutes les préparations martiales insolubles dans l'eau pure celles qui étaient
les plus solubles dans les liquides acides de l'estomac.

Plusieurs sels dits solubles se sont décomposés en présence
de l'acide chlorhydrique et ont donné lieu à des précipités.

D'autres, comme le sulfate et le perchlorure, sont tellement
irritants ou caustiques, qu'il convient de ne les administrer
qu'avec de grandes précautions. Ainsi je connais une personne
qui a eu des douleurs d'estomac atroces parce que son médecin
avait commis la faute de lui faire prendre du perchlorure de
fer en pilules, et j'ai vu mourir dans d'horribles souffrances une
malheureuse femme qui avait bu quelques grammes de perchlorure de fer liquide prescrit pour l'usage externe.

Ainsi, sur 15 préparations ferrugineuses la chimie et la physiologie semblent nous en indiquer deux comme devant être
préférées à cause de leur solubilité dans le suc gastrique ; ce
sont, *le fer réduit par l'hydrogène* et *le phosphate de fer.*
Maintenant de ces deux préparations, laquelle doit l'empor-
ter ?

S'il ne s'agit que de fournir beaucoup de métal, le fer réduit
aura la préférence, car sur 18 gr. de *phosphate de fer* il n'y a
que 7 grammes de métal. Mais le phosphate de fer aura *la
préférence* si l'on veut bien admettre que dans la chlorose et
l'anémie, le rachitisme, etc., il y a autre chose qu'un organisme
un peu moins riche en fer que dans l'état normal; si l'on veut
observer que l'affaiblissement est général, et que les troubles
fonctionnels du système nerveux sont presque constants. En
effet, nous trouvons dans le phosphate de fer tous les éléments
d'un médicament tonique et constituant par excellence, l'oxygène, le phosphore et le fer.

J'ai démontré, je crois péremptoirement, l'importance du
phosphore, qui entre dans la constitution des liquides diges-

tifs, du lait, du sperme, des nerfs, du sang, de l'albumine, de la fibrine, de la chair, des os, des dents et de leur émail. Il serait superflu de revenir maintenant sur l'influence débilitante de la gestation, de la lactation, et surtout des évacuations sper-matiques et sanguines. L'influence du phosphore comme aphro-disiaque sur des individus épuisés est connue. Le *fer* est, avons-nous dit, pour la chlorose et l'anémie le médicament par excel-lence.

De même que MM. Trousseau et Grisolle, nous conseillons d'administrer les préparations de fer dites insolubles,et le phos-phate de fer est dans ce cas; on peut commencer par 10 ou 15 centigrammes à chaque repas, et si le médicament est bien sup-porté arriver à des doses plus élevées, 1, 2 et 3 grammes dans les 24 heures ; *mais à quoi bon employer tant de métal*, s'il est vrai, comme l'a établi le professeur Cornéliani de Pavie, qu'il n'y a jamais plus de 25 à 30 centigrammes de fer absorbé quelle que soit la quantité qu'on donne (Grisolle, t. I, p. 179).

D'ailleurs le fer dans l'anémie et dans la chlorose n'agit pas instantanément ; ce n'est en général qu'après une ou deux se-maines de son usage que les malades en éprouvent les premiers effets. M. Cornéliani (après Sydenham) dit que ce n'est qu'a-près un mois de l'emploi du fer qu'on voit le sérum dimi-nuer et le nombre des globules augmenter ; le sang n'a re-pris ses propriétés normales qu'après deux mois de trai-tement.

Le professeur Cornéliani a de plus essayé de prouver expéri-mentalement que l'augmentation des globules tenait à l'usage du fer et nullement à l'alimentation animalisée à laquelle on soumet en général les malades qui prennent du fer. Il a égale-ment essayé de démontrer que le fer, pendant la digestion, était transformé en lactate, et cela d'autant plus activement que *l'estomac des chlorotiques lui a paru contenir une proportion d'acide lactique* plus grande que chez le commun des individus (*Ann. de méd.*, 1843).

Pour moi, il est incontestable que dans la très-grande majo-rité des cas *le suc gastrique des chlorotiques est extrêmement acide;* mais je ne me permets pas de décider si cet excès d'aci-dité doit être attribué à la prédominance de l'acide lactique plu-tôt qu'à la prédominance de l'acide chlorhydrique.

Ce que je sais parfaitement, c'est que cette sécrétion acide fatigue en général beaucoup les malades ; qu'elle donne lieu à des douleurs d'estomac plus ou moins vives, et que le meilleur moyen d'y remédier consiste à administrer le bicarbonate de

soude, la magnésie ou la chaux, qui agissent presque instantanément comme alcalins,

A ce sujet, je me permettrai de faire une réflexion bien simple, mais qui n'en a pas moins son importance pratique : si,
comme la chose paraît positive, *le suc gastrique des chlorotiques est trop chargé d'acide lactique, pourquoi administrer le
lactate de fer ?*

M. Blondelot avait cru pouvoir démontrer qu'il n'existe dans
le suc gastrique ni acide chlorhydrique, ni acide lactique libre,
et que l'acidité de ce liquide est due à la présence d'un biphos-
phate de soude. MM. Bernard, Bareswil et Dumas ont com-
battu cette opinion avec succès, et MM. Bidder, Schmidt et
Schiff ont trouvé que le suc gastrique *des chiens* contient du
phosphate acide de chaux quand ces animaux ont mangé des
os, mais n'en renferme pas quand ils ont été privés de ces corps
pendant quelque temps. On sait que les os en contact avec les
acides, même les plus faibles, abandonnent une certaine quantité de chaux et donnent naissance à du phosphate acide de
chaux ; or il résulte des recherches de MM. Bidder et Schmidt
que la quantité d'acide chlorhydrique libre contenu dans le suc
gastrique du chien est environ dix fois plus considérable que
celle contenue dans le suc gastrique de l'homme ; le résultat
chimique obtenu par M. Blondelot, tout en étant exact, peut
donc être dû seulement à la présence de fragments d'os dans
l'estomac des animaux soumis à ses expériences.

Afin de nous rendre compte autant que possible des décom-
positions que le phosphate de fer était susceptible d'éprouver
dans l'estomac, nous avons essayé d'obtenir des digestions artificielles.

A cet effet nous avons introduit dans des éprouvettes chauf-
fées à 40 degrés :

1. De l'eau ;
2. De la salive ;
3. De la pepsine ;
4. Du phosphate de fer.

Puis nous avons ajouté, tantôt isolément, tantôt successivement, tantôt simultanément :

Du chlorure de sodium ;
Du vin de quinquina ;
Du vinaigre ;
De l'acide lactique ;
De l'acide chlorhydrique,

Or, dans toutes ces opérations, nous avons constaté la solubilité du *phosphate de fer*.

Nous avons dit précédemment pourquoi et comment nous avions été conduit à attribuer au phosphate de fer une valeur tout à fait exceptionnelle; nous chercherons maintenant à nous rendre compte des phénomènes qui doivent accompagner l'ingestion de ce médicament.

De deux choses l'une, ou la pastille est croquée, triturée par les dents (car c'est sous la forme de pastilles que nous l'employons), ou bien elle est désagrégée par l'influence du liquide salivaire seule.

Il est à remarquer que, bien que dans certains cas, le sel de fer semble subir alors un premier degré de décomposition, il n'attaque pas les dents et ne les noircit pas Ceci est d'une grande importance lorsqu'il s'agit d'un médicament qui s'adresse spécialement à des femmes et à des femmes jeunes. Aussi, je ne saurais laisser passer sans protestation cette phrase d'un de mes confrères qui, pour soutenir le lactate, s'écriait :

« Qu'est-ce que cela me fait qu'il attaque ou noircisse les dents, c'est un sel de fer plus soluble que le phosphate ? » Je doute que s'il se fût agi de sa femme ou de sa fille il eût tenu un pareil langage.

Quoi qu'il en soit, le *phosphate de fer* arrive divisé dans l'estomac, et il s'y trouve en contact avec le suc gastrique, c'est-à-dire avec un liquide composé d'acide chlorhydrique, d'acide lactique, de pepsine, de chlorure et de calcium, de sodium de potassium à une température de 40 degrés. Il est probable que l'acide phosphorique est mis en liberté et qu'il s'unit à la chaux, à la soude et à la potasse, tandis que le fer s'unit aux acides chlorhydrique et lactique.

Les principaux produits absorbés par l'organisme doivent être des *phosphates* de chaux et de soude, du lactate, du *phosphate* et du chlorure de fer ; cependant il est très-probable que les réactions ne s'opèrent pas toujours identiquement de la même manière dans tous les organismes, puisque tous les sucs gastriques humains ne sont pas également acides On sait que celui des chlorotiqves et des névropatiques est en général d'une acidité remarquable. De là ces aigreurs d'estomac, ces pyrosis, ces digestions singulières (on digère des pierres calcaires et on ne digère pas la viande qui répugne); de là ces répulsions instinctives, ces appétits bizarres ; de là ces effets différents obtenus avec un même médicament; de là probablement cet effet laxatif, produit par le phosphate de fer sur un certain nombre de personnes, mais non sur toutes.

Nous verrons dans la troisième partie de ce travail quels sont les motifs qui doivent faire employer dans la pratique les *pastilles de phosphate de fer*, c'est-à-dire le phosphate de fer incorporé dans une pâte sèche composée de gomme et de sucre; mais je traiterai de suite la question de chimie physiologique pour ne pas scinder mon sujet.

On peut dire : 1° relativement à la gomme, que la salive mixte transforme les matières amylacées en dextrine, puis en sucre, que par conséquent elle les rend solubles dans l'eau et assimilables; 2° relativement au sucre, qu'il peut être absorbé sans avoir subi d'altération notable, et qu'alors il est brûlé dans les poumons pour servir d'aliment respiratoire.

Nous savons en effet que l'homme use ou plutôt brûle par la respiration 10 grammes de carbone ou charbon par heure, et qu'il exhale de la vapeur d'eau. Or le sucre, de même que la fécule, les matières amylacées et la gomme, est composé de carbone C, d'hydrogène H et d'oxygène O, en parties égales $C^{12}H^{12}O^{12}$. Le sucre peut donc être considéré soit comme un hydrogène carboné HC plus de l'oxygène $O = (HC+O)$, soit comme de l'eau HO plus du charbon $C = (HO+C)$, qui se retrouvent précisément dans les produits de la respiration vapeur d'eau et acide carbonique.

Mais si le *Sucre* est fourni à l'organisme en plus grande abondance que ne l'exigent les besoins respiratoires, s'il n'est pas entièrement brûlé, il peut se transformer en *Graisse;* dans ce cas, l'oxygène qui le compose sert à oxyder ou brûler certains aliments ou certains produits de l'organisme, et alors il se dépose dans les tissus un *sucre désoxygéné* (HCO—O), c'est-à-dire un hydrogène carboné qui n'est autre chose que la graisse. Et qu'on ne vienne pas nous dire que ce sont là de pures théories chimiques : il y a des faits et qui plus est des faits pratiques qui prouvent la réalité de ce que nous venons de dire. L'industrie engraisse les oies avec du maïs qui ne renferme pas le millième de son poids en graisse. Or, une oie maigre pesant primitivement 4 livres et nourrie exclusivement de maïs (fécule) pesait au bout de 36 jours 9 livres et fournissait 3 livres et demie de graisse. La *fécule* et le *sucre*, car c'est tout un, peuvent donc se transformer en *graisse*

Cependant il peut arriver que les matières organiques aussi bien que les myriades d'infusoires contenus dans les liquides digestifs, soient susceptibles de jouer le rôle de *Ferments* et par suite de transformer le sucre et la gomme en acide lactique, en acide butyrique, acide carbonique et hydrogène.

La formule du sucre étant $C^{12}H^{12}O^{12}$ et la formule de l'acide lactique étant $C^{6}H^{6}O^{6}$, on voit qu'un équivalent de sucre égale deux équivalents d'acide lactique $C^{12}H^{12}O^{12}$ égale $2C^{6}H^{6}O^{6}$, ou bien encore qu'un équivalent de sucre égale :

$$
\text{SUCRE}\ C^{12}H^{12}O^{12}\ \text{égale}
\begin{cases}
1\ \text{équivalent d'acide butyrique} & C8H8O4, \\
4\ \text{équivalents d'acide carbonique} & C4\quad O8, \\
4\ \text{équivalents d'hydrogène} & H4 \\
\hline
& C^{12}H^{12}O^{12}.
\end{cases}
$$

MM. Boutron et Fremy avaient constaté que le ferment qui est appelé à déterminer la transformation du sucre, de la dextrine, du sucre de lait et de la gomme en acide lactique se développe dans les infusions préparées soit avec la diastase, soit avec du caséum, soit avec des membranes organiques, telles que la tunique muqueuse de l'estomac, en un mot par des matières albuminoïdes altérées.

Mais c'est M. Pasteur qui a démontré l'*organisation des ferments lactique et butyrique*

En semant des globules de ferment lactique dans une dissolution de sucre additionnée d'un sel ammoniacal, de *phosphates* et de carbonate de chaux, il s'est produit du lactate de chaux en même temps que l'ammoniaque disparaissait et que les phosphates et le carbonate de chaux se dissolvaient. (Thèse de M. Manoyer.—Strasbourg, 1862.)

La salive mixte de l'homme contient un ferment spécial, la diastase ; elle se compose de 99 centièmes d'eau et de 1 centième de matières solides.

En analysant les cendres fournies par ce résidu solide, M. Tuderlin a obtenu 28 pour 100 de *phosphate* alcalin.

Le suc pancréatique contient un ferment spécial. Leuret et Lassaigne d'abord, Tiedmann et Gmelin ensuite, le trouvèrent composé d'eau, de *phosphates* alcalins, etc.

Enfin M. Schmidt a trouvé que le suc pancréatique du chien contenait entre 15 et 23 pour 1000 de matières solides, et que sur 100 de matières solides il y en avait 99 de matière organique et 1 de matière inorganique.

Nous avons vu précédemment que le suc gastrique contenait un ferment spécial, la pepsine, et qu'il était composé de *phosphates.*

Faut-il ajouter que d'après Lassaigne le suc intestinal est composé d'eau ?

       Eau,   98,10
       Albumine,   3,45
       Chlorure de sodium et de
          potassium ,   *phosphate*
          de soude,   1,45

Que **M.** Frerichs a trouvé dans la bile humaine 12 pour 100 de matières solides, dont 0,20 à 0,25 pour 100 de *phosphate* de soude et de chlorure de sodium ?

Ainsi la bile contient :

       Eau,   90
       Matières organiques,   9
       Matières inorganiques, 1
     dont 1/4 en *phosphates*.

D'où nous pouvons conclure que le *phosphate de fer* peut faciliter la digestion en fournissant les éléments des ferments digestifs, et par conséquent remplacer la pepsine.

Nous avons vu précédemment que le phosphate de fer était « soluble dans les liquides de la digestion, qu'il était absorbé et qu'il concourait à la formation de tous les tissus qui constituent l'organisme humain aussi bien qu'à celles des liquides spéciaux par le moyen desquels notre digestion s'exécute. » Cherchons maintenant à nous rendre compte du rôle que les sels, chlorure de sodium et de phosphate de chaux jouent dans le sang.

M. Milne Edwards, tom. VII, p, 525, s'exprime ainsi :

« La presque totalité du chlorure de sodium qui se trouve dans nos aliments ou que nous y ajoutons comme condiment, après avoir été absorbée et versée dans le sang, est séparée de ce liquide par l'action sécrétoire des reins et excrétée avec les urines. Au premier abord, on pourrait donc croire que cette substance minérale est sans usage dans l'économie, ou tout au moins que l'organisme n'en utilise que des quantités très-minines. Mais cette opinion serait erronée.

« Lorsque dans une des premières leçons de mon cours, je faisais l'histoire du sang, j'ai dit que les globules rouges dont ce liquide est chargé ne conservent leur état normal que lorsque le sérum qui les baigne tient en dissolution des matières salines, en certaines proportions ; qu'en présence d'un liquide contenant de l'eau en trop grande abondance, ces corpuscules se gonflent et se déforment ; enfin, que le chlorure de sodium était une des substances les plus propres à empêcher l'action désorganisante de l'eau sur ces mêmes globules. Il en résulte donc que le sel de cuisine, lors même qu'il ne fournirait aucun élément constitutif des tissus vivants ou des humeurs sécrétées, et ne ferait que traverser l'économie animale comme un corps étranger, n'y serait pas moins très-utile en donnant au sérum du sang qui le tient en dissolution la propriété de charrier les globules hématiques sans les altérer. Or, la sécrétion urinaire emporte sans cesse au dehors des quantités plus ou moins considérables de cette substance ; par conséquent, l'homme et les animaux qui se rapprochent le plus de nous par leur mode d'existence ont besoin d'en introduire journellement dans leur organisme. Ils en trouvent dans leurs aliments, et l'homme, ainsi que chacun le sait, en fait un grand usage comme condiment.

« Le *phosphate* de soude donne lieu à des remarques analogues. Nous avons vu précédemment que la présence de ce sel en dissolution dans l'eau ou dans le sérum augmente la solubilité de l'oxygène dans ces liquides, et par conséquent on conçoit que sa présence dans le sang puisse être favorable à l'accomplissement du travail respiratoire. »

Il ajoute page 538 :

« Nous avons vu que ces globules du sang sont, suivant toute probabilité, des organites vivants qui se chargent de la majeure partie de l'oxygène absorbé dans l'acte de la respiration, et qui portent ce principe dans le système capillaire général, où il paraît servir à la production de l'acide carbonique, dont la présence dans le sang veineux est révélée par la couleur sombre de ce liquide.

« Nous venons de constater aussi que c'est dans l'intérieur du torrent circulatoire où dominent ces globules que les matières combustibles, dont nous avons vu la combustion s'opérer dans la profondeur de l'organisme, sont oxydées. Il y a donc des motifs pour croire que les globules hématiques jouent un rôle analogue à celui du ferment acétique ; qu'ils sont doués d'une certaine puissance catalytique, et qu'ils fixent sur les substances combustibles avec lesquelles ils sont en contact l'oxygène dont ils se sont chargés.

Si maintenant on vient à nous demander d'où notre organisme tire le phosphore, le fer, la chaux et la soude qui le constituent essentiellement, nous répondrons : des aliments que nous mangeons, et des liquides que nous buvons ; mais nous croyons rester dans le vrai en disant que les *phosphates* et le *fer* nous font souvent défaut, soit qu'ils se trouvent trop peu abon-

damnent répandus dans nos aliments et nos boissons,
soit que les organismes débilités n'aient pas une puissance
d'absorption assez forte pour les extraire des aliments qui les
contiennent.

Cette cessation de l'assimilation des principaux éléments
réparateurs et stimulants de l'organisme est presque toujours
accompagnée d'un état de faiblesse qui se traduit par une infi-
nité de troubles fonctionnels, et particulièrement de désordres
nerveux. Or, puisqu'il est prouvé que les souffrances dépendent
d'un état d'appauvrissement du sang, il est facile d'en conclure
qu'un des meilleurs moyens d'y remèdier ou de les faire cesser,
c'est de rendre le sang plus riche en faisant prendre au malade
le phosphate de fer.

Dans la dernière partie de ce travail, nous dirons pourquoi
dans la très grande majorité des cas nous donnons la préférence
aux pastilles sur toutes les autres préparations de phosphate de
fer, et nousferons connaître les faits cliniques qui, suivant nous,
prouvent péremptoirement l'efficacité remarquable de ce médicament dans des affections différentes.

3ᵉ PARTIE — THÉRAPEUTIQUE — OBSERVATIONS.

Il est établi d'une manière irréfragable, d'après tout ce qui
précède, que les *Phosphates et le Fer* jouent un très grand rôle
dans l'organisme humain.

Il est donc à présumer que certains médicaments, comme les
eaux minérales, l'huile de foie de morue, etc., doivent tout ou
partie de leurs propriétés curatives aux phosphates ou au fer
qui entrent dans leur composition.

Or le phosphate de fer renferme ces principes toniques reconstituants dans des proportions qui nous semblent extrêmement favorables.

De plus, c'est une préparation facile à obtenir, d'une composition bien déterminée, qui se conserve sans s'altérer, et dont
le prix de revient est très peu élevé ; ajoutons qu'il est dépourvu
de saveur, ce qui permet de l'incorporer dans toute espèce d'a-
liment ou bonbon, et par suite de le faire prendre aux personnes les plus difficiles.

Cette dernière particularité, qui est aux yeux des hommes
superficiels un détail insignifiant, est cependant une des choses
les plus importantes dans la pratique ; c'est pour cela que je
vais entrer dans quelques détails qui sont certainement igno-
rés du plus grand nombre.

Ainsi, **MM. Sandras** oncle et Bouchardat ayant fait prendr
à des chiens des aliments *à contre cœur* ont obtenu des perver-
sions dans les digestions et dans la nature des sécrétions ;
ils ont trouvé dans ces cas le suc gastrique non pas acide, mais
alcalin, et j'ai plusieurs fois vu des malades qui ne pouvaient
pas supporter les ferrugineux parce qu'ils les prenaient avec
répugnance.

Je dois faire observer que si au premier abord rien ne semble plus simple que de faire prendre une poudre en nature, cela n'est pas toujours aisé ; j'en ai fait moi-même l'expérience
en prenant de la poudre de phosphate de fer dans du café,
dans du bouillon, dans du potage, dans du chocolat, etc. : or je
déclare que c'est toujours avec un sentiment de dégoût que
j'ai avalé ces liquides qui laissaient au fond des cuillères et des
vases des traînées bleuâtres ou verdâtres. J'ajoute comme une
considération accessoire, mais qui a bien sa valeur pour la plupart des malades, que MM. les Pharmaciens vendent en général les petits paquets de poudre plus cher que les pilules et les
pastilles, et que le dosage est moins bien exécuté.

Relativement aux pilules, nous dirons d'abord qu'il n'y a
pas moyen de les faire prendre aux enfants, et même à un certain nombre de grandes personnes, parce qu'elles ne savent pas
les avaler ; or ne l'oublions pas, *le phosphate de fer est un
médicament précieux pour les enfants* pâles, débiles, rachitiques ; ensuite cette forme pilulaire, qui est si précieuse lorsqu'il s'agit de faire prendre des substances désagréables au
goût, ou bien qui attaquent et noircissent les dents, comme
l'iodure de fer, le lactate de fer, etc.,ne présentent plus aucun
avantage lorsqu'il s'agit d'une substance dépourvue de saveur,
et qui peut devenir agréable lorsqu'ele est incorporée avec du
sucre.

Rappelons enfin que lorsque les pilules sont préparées depuis
longtemps, elles acquièrent souvent une dureté, une cohésion
telle qu'elles ne se désagrègent plus qu'avec difficulté dans l'estomac, et que par suite elles sont péniblement digérées. J'insiste
sur toutes ces petites particularités, parce qu'elles exercent en
réalité une véritable influence sur la santé des malades.

Ainsi dans ma clientèle c'est par centaines que je puis compter les personnes qui négligent de prendre les pilules que je
leur prescris. Elles ont toujours quelque motif pour s'excuser,
c'est la grosseur des pilules, c'est la difficulté de les avaler, c'est
leur odeur, ou leur saveur ou leur aspect, c'est qu'on n'ose pas
les prendre en public, etc., etc.

Je reconnais du reste par moi-même, et je crois que la plupart des médecins de bonne foi seront de mon avis je reconnais dis-je, qu'en public je croquerais bien des pastilles, mais que je n'avalerais pas des pilules, à moins d'une nécessité absolue.

En dehors de ces *raisons pratiques*, l'association du phosphate de fer avec le sucre peut avoir une haute *valeur physiologique*, s'il est vrai que l'emploi du sucre comme aliment tend à diminuer notablement l'élimination des phosphates terreux par les voies urinaires. Cette remarque a été faite par M. Bôcker, qui conclut de ses observations que ce comestible retarde le travail de désassimilation dans le tissu osseux J'ajoute que cette remarque a été consignée dans l'ouvrage de physiologie de M. Milne Edwards et qu'elle me semble parfaitement fondée, si j'en puis juger par les faits dont j'ai été témoin, et qui seront relatés plus loin.

Voilà les principales raisons sur lesquelles je me fonde pour conseiller l'administration du phosphate de fer sous la forme pastillaires plutôt que sous toute autre ; mais je pourrais encore ajouter que *le sucre* sert comme *aliment respiratoire*, et peut en cas de besoin se transformer en *acide lactique* qui sert à la digestion, soit de la viande soit du phosphate de fer lui-même, ainsi que nous l'avons exposé en detail dans la 2ᵉ partie de ce travail.

Il nous reste, pour terminer cet article, à donner quelques renseignements qui nous ont été souvent demandés par des confrères; ces renseignements sont relatifs à la confection même des pastilles de phosphate de fer; car bien que les médecins ne soient pas appelés, du moins dans les villes, à exécuter les préparations pharmaceutiques, ils doivent toujours savoir comment se préparent les médicaments que l'on préconise et qu'ils prescrivent.

On désigne aujourd'hui, sous le nom de pastilles ou de tablettes, des médicaments solides qui ont le sucre pour excipient et qui contiennent un mucilage. c'est-à-dire un peu de gomme et une substance médicamenteuse pulvérisée.

Le but qn'on se propose étant d'obtenir des médicaments *agréables* et d'une *bonne conservation*. c'est un tort de faire revêtir la forme de pastilles à des substances de saveur repoussante ou susceptibles de s'altérer, comme le kermès et le lactate de fer.

Le poids des pastilles varie beaucoup ; aussi il serait vivement à désirer que la médecine et la pharmacie voulussent bien adopter définitivement le système décimal pour les doses et fixassent d'une manière régulière le poids des pastilles à 50 centigrammes et un gramme, et le poids de la substance médicinale contenue dans l'intérieur de chaque pastille à 5 centigrammes pour les unes et à 10 centigrammes pour les autres.

Nous espérons que la commission chargée de faire le nouveau codex voudra bien *renoncer aux onces, aux livres, aux gros et aux grains,* et ne plus compter que par kilogrammes, grammes, centigrammes et milligrammes, elle aura rendu, en agissant ainsi, un service à la médecine et à la pharmacie, car l'once ne représente en ce moment ni 30 grammes ni 31 grammes ni 32 grammes, et la potion de 125 grammes n'est pas une potion de 4 onces.

Les sirops ne devraient plus contenir un grain de substance médicinale par once de liquide, puisque l'once n'existe plus; ils devraient contenir, *un centigramme de substance médicamenteuse active par 10 grammes de sirop*; de la sorte le médecin saurait toujours ce qu'il prescrit, et le pharmacien serait bien moins exposé à commettre des erreurs.

Quant à la question de la *préparation* du phosphate de fer et de la *fabrication même des pastilles*, elle n'est pas, à proprement parler, de ma compétence, et je me garderai bien de marcher sur les brisées de messieurs les pharmaciens, pour dire s'il faut remplacer la gomme arabique par la gomme adragante ou réciproquement, afin de donner une plus ou moins belle apparence aux pastilles. Ces messieurs sont pour le moins aussi susceptibles et jaloux de leurs privilèges que nous autres médecins. Aussi n'est-ce qu'avec une extrême difficulté qu'ils consentent à donner et à recevoir des conseils ou des avis relativement à la confection, à la préparation, au *modus faciendi* des médicaments· Il paraît du reste que le nombre de ceux qui fabriquent eux-mêmes leurs pastilles est extrêmement restreint, et que le nombre de ceux qui les réussissent bien l'est encore davantage. De là des spécialistes plus ou moins avantageusement connus; de là cette espèce de mystère dont ils s'entourent. J'en connais qui livrent leur masse pastillaire toute préparée à des pastilleurs, qui la leur rendent sous forme de pastilles, d'autres qui cherchent à obtenir des ouvriers de leurs confrères un prétendu secret de fabrication. Enfin, cette simple préparation exige un tour de main que l'on ne peut acquérir que par une longue habitude.

Nous pouvons dire qu'en général on fait avec le sucre, la gomme, l'eau et la poudre médicamenteuse, une espèce de pâte;

que cette pâte est coupée à l'emporte-pièce en petits fragments de grandeur, de forme et de poids déterminé, que ces petits fragments sont desséchés à l'étuve jusqu'à ce qu'ils soient devenus durs et cassants. On aromatise ces pastilles, avant ou après leur dessication, avec une essence plus ou moins agréable. La menthe, le citron, l'anis, la vanille, le tolu et la fleur d'oranger sont les arômes les plus recherchés.

J'ai cru remarquer que pour les *pastilles de phosphate de fer* l'arôme *à la menthe* était celui qui convenait à la très-grande majorité des malades; c'est celui qui excite le plus l'appétit et dont on se lasse le moins vite Il est bien entendu que c'est en admettant une essence de bonne qualité et des pastilles bien préparées ; car j'ai croqué des pastilles de phosphate de fer aromatisées à la menthe, mais tellement mal préparées qu'il fallait les cracher.

Une dernière particularité mérite d'être signalée. Le phosphate de fer est une poudre d'un bleu foncé qui pâlit à l'air, mais en le chauffant on lui fait prendre une couleur verte, de telle sorte qu'on peut, en desséchant plus ou moins des pastilles de phosphate de fer, faire varier la nuance du bleu foncé au bleu gris presque blanc, et du vert foncé au vert gris presque blanc.

Toutes ces remarques sont le résultat d'observations nombreuses, de recherches minutieuses. En 1862 je m'étais procuré plus de 20 échantillons de pastilles provenant de fabrications différentes, et plus de 100 kilogrammes avaient été pris par des malades; ainsi l'on voit que j'avais expérimenté ce médicament sur une assez grande échelle: depuis lors je l'emploie très fréquemment et j'ai presque toujours à m'en louer.

Le phosphate de fer est un sel dépourvu de saveur; il n'agace pas les dents et ne les noircit pas; il n'y a donc qu'à l'incorporer dans une masse pastillaire bien préparée et aromatisée au goût du malade pour obtenir un médicament qui, outre son efficacité incontestable, est exempt de ces petits inconvénients qui dans la thérapeutique civile sont, je le répète, d'une importance extrême.

Nous ne devrions jamais oublier que le traitement des affections chloro-anémiques et de cette interminable série de phénomènes pathologiques qui en dépendent, s'adresse surtout à des *femmes nerveuses et à des enfants* souvent aussi difficiles les uns que les autres, et que le moyen de leur faire prendre un médicament, *utile*, c'est de le leur rendre *agréable:*

Primo non noccre.

Nous pouvons dire d'une manière générale que l'administration du phosphate de fer est indiquée dans toutes les afections où il y a *faiblesse.*

Les maladies aiguës avec fièvre paraissent seules en contre-indiquer l'emploi: je ne prétends pas dire qu'après des maladies aiguës, comme la fièvre typhoïde, le choléra, etc., l'usage de ce médicament ne soit pas favorable : bien au contraire, je crois que dans les convalescences longues et difficiles on ne pourrait trouver un meilleur tonique reconstituant.

Si M. Mialhe a pu considérer *le fer comme un aliment de premier ordre*, parce qu'il concourt à la formation du globule sanguin, que *dirons-nous du phosphate de fer* qui renferme non seulement les éléments du globule sanguin, mais encore les éléments essentiels de tous les tissus et de tous les liquides de l'organisme humain, depuis les os et les muscles jusqu'au cerveau; depuis le sang, le lait et le sperme, jusqu'aux liquides de la digestion.

Au lieu d'entasser ici un grand nombre d'observations, je me contenterai de rappeler les faits qui m'ont le plus frappé et d'en tirer quelques déductions pratiques.

Le premier succès remarquable que j'ai obtenu de l'emploi des pastilles de phosphate de fer se rapporte à un état morbide qui pour n'avoir pas de nom n'en est pas moins grave; il s'agissait d'un jeune homme qui avait été aussi fort et robuste que grand, mais que des excès de toute nature avaient fait tomber dans un état de maigreur, de faiblesse et d'épuisement tel, qu'il pouvait à peine se traîner. Les différents traitements qu'il avait suivis n'avaient aucunement amélioré sa position : pour moi, aussi bien que pour lui et pour ses amis, c'était un homme perdu.

Au surplus, voici l'observation détaillée :

I. M. Léopold Renveldt, ouvrier tôlier, âgé de 31 ans, demeurant à Paris, rue de Braque, 9, à la suite d'excès commis en septembre 1860, tombe brusquement dans un état de faiblesse tel qu'il lui est tout à fait impossible de travailler. Il éprouve des étourdissements, des défaillances, perd l'appétit et se décide à entrer à l'Hôtel-Dieu, où M. Axenfeld lui fait prendre pendant un mois tisane de chicorée, vin de quinquina, eau de Seltz. Le résultat de ce traitement ayant été parfaitement nul, le malade fut renvoyé comme atteint simplement de gastralgie. Pendant cinq semaines, il continua chez lui l'usage du vin de quinquina ;

mais ses ressources étant épuisées, il rentra à l'Hôrel-Dieu dans le service de M. Legroux.

On lui prescrivit, à l'extérieur, des affusions froides et à l'intérieur l'eau de Vichy et les pilules de Vallet. Sous l'influence de ce traitement l'estomac n'allait pis plus mal, mais les forces continuaient a diminuer de jour en jour, les étourdissements augmentaient si bien qu'on finit par renvoyer le malade en lui disant qu'il avait besoin de sirop de rue (plaisanterie).

Le malade resta chez lui pendant quinze jours ; mais comme au bout de ce temps l'état de la santé n'était nullement amélioré, il entra à l'hôpital Lariboisière, dans le service de M. Oulmont, qui lui ordonna le repos, le vin de quinquina et une purgation avec l'huile de ricin tous les trois jours. Cette médication fit perdre le peu d'appétit qui lui restait ; son estomac devint incapable de rien digerer, et il fut tourmenté par des renvois fréquents. On allait essayer de lui faire prendre des bains de barèges lorsqu'une contestation administrative le fit sortir de l'hôpital.

Le malade revenu chez lui alla consulter M. Raspail fils ; mais malgré l'usage des cataplasme aloétiques, des bains de sel et de la liqueur hygiénique pendant un mois, son état ne fit qu'empirer. C'est alors qu'il me fut adressé. Le hasard, ou, si l'on veut, une heureuse iuspiration me fit prescrire l'emploi des pastilles de phosphate de fer à la dose de 8 par jour (ce qui faisait par conséquent 40 centigrammes de sel, à 5 cent. par pastille).

Au bout de peu de temps, cet homme crut éprouver un peu d'amélioration ; cette amélioration s'accrut de jour en jour, les forces reparurent petit à petit ; il lui fut possible de se promener, puis d'essayer de travaller un peu, puis de faire la journée, et enfin des heures supplémentaires.

Ce résultat fut long et difficile à obtenir, mais enfin il fut obtenu ; je tâchai de l'activer par l'emploi de divers stimulants, mais il n'en est pas moins vrai que pour moi comme pour le malade c'est le *phosphate de fer qui l'a tiré d'une position désespérée.* Quandle sieur Renveldt reprit son travail, son poids était de 118 livres, quelques semaines plus tard il en pesait 128 et il en pése aujourd'hui 140.

Les premiers rapports sexuels, quoique très éloignés, furent suivis d'étourdissements, de vertiges et de faiblesse remarquable, mais maintenant cet homme peut vivre comme tout le monde.

Du reste, c'est grâce à ce malade que j'ai commencé à employer fréquemment le phosphate de fer et que j'ai obtenu des succès sur lesquels je ne comptais véritablement pas. Voici comment : ce pauvre garçon, frappé de l'influence favorable de ses pastilles, mais voulant épargner ses ressources pécuniaires fit préparer son médicament chez différents pharmaciens. L'un d'entre eux, M. Schaedelin, le fit à des conditions tellement avantageuses, que je pus me permettre de le prescrire par économie.

Les trois observations suivantes se rapportent à des affections du système osseux qui certes méritent bien de fixer l'attention des chirurgiens.

II. M. Achille Vatrigant, tailleur de pierres, âgé de 57 ans, membre d'une des sociétés de secours mutuels dont je suis le médecin, et que je traitais pour une carie des os du pied et de la poitrine, allait de mal en pis, grâce à l'iodure de potassium et à l'iodure de fer, que moi et deux autres médecins nous avions jugé à propos de lui prescrire, sans doute parce que nous avions été habitués à l'entendre prescrire par nos maîtres dans des cas semblables. La perte d'appétit, la fétidité de l'haleine, les douleurs térébrantes dans les membres et une mauvaise suppuration nous obligèrent à suspendre les iodures; mais dès que le malade sembla un peu remis de cette espèce de crise, mon confrère voulut revenir à ce médicament ; bientôt tous les désordres précédemment énumérés reparurent avec une nouvelle intensité ; alors le patient, parfaitement édifié sur cette triste médication plus ou moins dépurative, y renonça définitivement et se contenta de prendre tous les jours 8 ou 10 pastilles de phosphate de fer et 3 ou 4 cuillerées à bouche de vin de quinquina. Tous ces symptômes diminuèrent, les plaies se fermèrent petit à petit et le malade put se servir de son pied pour marcher.

Il est vrai de dire qu'une course un peu longue lui fait gonfler le pied et le fait souffrir, mais il faut se rappeler que cet homme a conservé dans son pied un métatarsien et un cunéiforme cariés. Par suite d'une difficulté administrative, ce malade ayant été privé de ses médicaments, il éprouva des fourmillements dans le pied, et vint me trouver pour en obtenir, et aujourd'hui il se porte très bien. Je dois ajouter que s'il suspend un certain temps l'usage du phosphate de fer, il éprouve des douleurs comme celles qui ont précédé la suppuration, et que quand il reprend ses pastilles, il voit ses douleurs disparaître. Ce fait est on ne peut plus positif.

III. Frappé de ce résultat, j'oserais presque dire étonnant et inattendu. j'ai prescrit depuis à un membre de la société de l'Union, M. Albiges (Jos.-Marcellin), âgé de 29 ans, exerçant la profession de menuisier, et malheureusement atteint d'une affection des os de la colonne vertébrale avec abcès par congestion et suppuration abondante, j'ai prescrit, dis-je, cette même préparation (phos-

phate de fer en pastilles), et voilà qu'au bout d'un très-petit
nombre de jours la suppuration change d'aspect et diminue
considérablement, que le malade marche avec facilité et qu'il
vient me dire que jamais aucun remède ne lui a procuré un pareil soulagement. Je ne dois pas espérer une guérison radicale,
mais enfin il y a eu sous l'influence seule de ce médicament une
amélioration telle que je n'aurais pas osé l'espérer non plus.

Cet homme, qui avant de prendre des pastilles de phosphate
de fer employait plus d'une 1/2 heure pour se retourner dans
son lit, et qui marchait avec difficulté, a repris son travail, le
1er octobre 1862, et ne l'a pas quitté depuis.

Bien que je ne m'occupe qu'accidentellement de chirurgie,
j'ai eu l'occasion de soigner quelques fractures et de constater
l'influence favorable du phosphate de fer.

Voici le fait qui m'a le plus souvent impressionné.

IV. Le 24 janvier 1863, un jeune homme, contrefait, sort de
chez lui, tombe sur le bord du trottoir, et se casse la cuisse. Je
le panse et je le mets à l'usage des pastilles de phosphate de fer
et d'un bon régime. Au bout de quinze jours, en faisant un
nouveau pansement, j'eus l'audace de lui soulever le pied, et
néanmoins le membre n'a pas fléchi; le cal était assez formé. J'a-
voue que j'ai alors éprouvé une singulière émotion; le trentième
jour, j'ai pu faire traverser à mon malade sa chambre à coucher.

De ces faits nous croyons pouvoir conclure que *les pastilles
de phosphate de fer* exercent une action bien manifeste sur la
nutrition du système osseux, non-seulement parce que le phosphate de fer renferme moitié de son poids en *acide phosphorique*, qui sert à former du tissu osseux nouveau, mais encore
parce que le *sucre* introduit comme aliment diminue l'élimination des phosphates par les urines et *retarde par conséquent
la désassimilation du tissu osseux ancien.*

Pour terminer ce qui est relatif au système osseux, nous dirons que dans plusieurs circonstances, chez des *enfants pâles,
rachitiques,* dont le système osseux se forme mal ou plutôt se
déforme par suite de l'élimination des phosphates par les
urines, le phosphate de fer nous a plusieurs fois donné d'excellents résultats.

Nous croyons que le même agent thérapeutique convient
également lorsque la *dentition* se fait mal; on sait en effet que
d'après les analyses faites par Lassaigne, les proportions de
phosphates dentaires ne restent pas les mêmes aux différentes
périodes de la vie; ce chimiste a trouvé sur :

Les dents d'un enfant de 1 jour, 11 pour 100 de *phosphate.*
Les dents d'un enfant de 6 ans,   60
Les dents d'un adulte,   61
Les dents d'un vieillard de 81 ans, 66

La même remarque pourrait être applicable aux *nourrices* que la lactation épuise.

Nous allons maintenant passer en revue quelques états morbides qui sont caractérisés surtout par la *faiblesse* et qui paraissent liés plus ou moins à la déperdition exagérée des phosphates.

De toutes les évacuations celle qui exerce les effets les plus remarquables, les plus énervants et dans certains cas les plus funestes, est sans contredit celle *du liquide seminal, si riche en phosphate.* Hippocrate, qu'on lit trop peu aujourd'hui, dit au livre II des maladies, chapitre 50 : La phthisie dorsale provenant de la moelle de l'épine est une maladie fréquente chez les nouveaux mariés et chez les libertins. On tombe malade sans s'en apercevoir, l'appétit se conserve, mais le corps se consume. Si vous interrogez les malades, ils répondent qu'ils sentent comme des fourmis qui descendent de la tête le long de l'épine. Quoiqu'ils voient des femmes, ils n'engendrent plus. Pour le dire brièvement, ils tombent dans des difficultés de respiration, dans un grand état de faiblesse, avec des pesanteurs de tête et un bourdonnement aux oreilles. Si dans cet état ils sont atteints d'une forte fièvre, ils meurent lipyriques.

Celse fait une remarque du même genre lorsqu'en parlant des précautions que doivent prendre ceux qui ont des douleurs de nerfs, il dit : *Venus semper inimica est.*

Nous pourrions citer l'exemple d'un jeune homme de 28 ans qui, après avoir fait des excès de femme, était tombé dans un état d'atonie et d'épuisement tel qu'il ne pouvait plus avoir d'érection. Or ce jeune homme ayant eu l'idée de prendre 12 pastilles de phosphate de fer, tous les jours, pendant une quinzaine, a retrouvé toutes ses facultés

Nous avons constaté nombre de fois par nous-même que si cet agent thérapeutique ne produisait pas d'excitation vers les organes génitaux, il réparait néanmoins très promptement les forces. C'est là un fait qui me paraît incontestable, et je connais un certain nombre de personnes à commencer par moi, qui ont recours au phosphate de fer dès qu'elles se sentent fatiguées par un excès de travail.

Dirai-je maintenant que j'ai souvent employé ce médicament pour hâter le *rétablissement des forces* à la suite de maladies graves, comme la fièvre typhoïde, le croup, la diarrhée, et que toujours ou presque toujours j'ai eu à m'en louer.

Faut il rappeler qu'à la suite du *choléra* et *du typhus* les malades sont très longtemps avant de pouvoir se rétablir, et que dans ces maladies la quantité de phosphate ammoniaco-magnésien qui se trouve dans les excréments est beaucoup plus considérable que dans l'état normal. Voy. Milne-Edwards, t. 8, p. 156.

C'est surtout pour combattre la *chlorose*, l'*anémie*, les *flueurs blanches*, en même temps que les *mille troubles nerveux* qui en dépendent et qui ont été si consciencieusement étudiés par feu notre oncle et ami Sandras, c'est, disons-nous, con-tre ce genre de maladies que nous avons le plus employé le phosphate de fer, et, il faut bien le dire, avec succès.

Nous n'insisterons pas longuement sur ce point; car, il doit y avoir peu de personnes, même parmi les moins instruites, qui puissent être disposées à refuser à ce sel de fer les propriétés curatives de ses congénères.

Je crois cependant devoir faire remarquer que c'est au phos-phate de fer et au phosphate de fer seul que je dois le rétablis-sement complet de la santé de ma femme chez laquelle *tous les autres ferrugineux avaient échoué;* j'ajoute que je dois l'amitié de l'un des principaux pharmaciens de Paris à un cas de guéri-son du même genre. Ce Monsieur m'écrivit un jour : « Je dé-clare que c'est ce médicament seul qui a produit sur la santé de ma fille une amélioration telle que je bénis le jour où vous le lui avez prescrit. »

De même que l'on a eu raison de dire qu'il ne fallait pas attribuer la chlorose exclusivement à la perte des globules et du fer, de même aussi nous croyons être dans le vrai en disant qu'il ne faut pas attribuer tous les effets avan-tageux du phosphate de fer au fer seul qui entre dans sa com-position.

Nous avons vu précédemment que ce sel renferme moitié en poids d'acide phosphorique. Or l'*acide phosphorique* et le *phosphore* ne sont pas, que je sache, des substances inertes ou dont il ne faille tenir aucun compte, c'est pour cela qu'à la suite des *hémorrhagies* provenant d'une cause quelconque et alors qu'il s'agit de *refaire du sang*, nous administrons de préfé-rence le phosphate de fer.

Il est un autre ordre de phénomènes où ce médica-ment semble encore parfaitement indiqué : nous voulons parler de ces *malaises* aussi variés que variables qui accompagnent souvent la grossesse et contre lesquels les femmes viennent en général à tort réclamer une saignée. Dans ces cir-constances, en effet, elles croient toujours avoir trop de sang, mais en réalité, le plus souvent, ces désordres proviennent d'un *appauvrissement du sang* dont l'enfant s'est approprié les élé-ments les plus importants pour former ses os et son système nerveux.

Je me rappelle une jeune femme que des revers de fortune, des fatigues excessives, et le chagrin causé par la mort de son mari, avait réduite à la plus triste santé. Sa faiblesse était extrê-me, elle ne pouvait plus coudre, des accès de danse de saint Guy et une toux fatigante faisaient craindre pour ses jours, aussi bien que pour ceux de l'enfant dont elle était alors enceinte ; cette dame a dû le rétablissement de sa santé au phosphate de fer, elle est en outre accouchée d'un enfant très bien por-tant. Le mari de cette personne était poitrinaire : et bien que le phosphate de fer ne l'ait pas guéri, il a certainement prolongé son existence. Or, ce fait a eu dans le cas présent une vérita-ble importance, car le jeune frère de ce poitrinaire, étant venu à mourir le premier, le nouveau né a hérité de son père et de son oncle, au profond désappointement de quelques pa-rents intéressés.

Nous ne disons pas que le phosphate de fer guérit la phthi-sie, mais nous lui attribuons, d'après les faits cliniques aussi bien que d'après les données théoriques, une valeur au moins égale, sinon supérieure, à celle de l'*huile de foie de morue*. Du reste ce dernier médicament, que nous avons emprunté à l'industrie des corroyeurs, commence à perdre un peu de sa réputation exagérée. Voici, du reste, ce qu'en dit en 1852 le professeur de thérapeutique de l'école de Paris, médecin de l'Hôtel-Dieu, etc... « L'huile de foie de morue jouit aujourd'hui d'une certaine *vogue* ; je l'ai beaucoup administrée et en ai donné de 1 à 12 cuillérées à bouche par jour. Quelques mala-des ont été améliorés, mais non en proportion sensiblement plus forte que par les moyens hygiéniques. C'est un médi-cament utile sans doute mais qui n'a rien de spécifique et qu'on a beaucoup trop exalté (*Pathologie interne*, tome II, page 530, Grisolle). »

Que si maintenant on venait aussi demander comment il se fait que le phosphate de fer ait guéri des *maux d'estomac*, *des pituites*, *des malaises* contre lesquels les médications les plus variées avaient été employées sans suc-cès, je répondrai que je n'ai pas la prétention de tout expliquer parce qu'il y a des choses qu'il faut savoir ignorer.

Nous terminerons cette énumératiou déjà bien longue en citant les principaux passages d'une correspondance d'autant plus curieuse qu'elle n'était pas destinée à recevoir de publicité. Il s'agit en effet d'un de nos anciens camarades, pharmacien en province, qui était dans un fort triste état, et qui paraît avoir été guéri, ainsi que plusieurs membres de sa famille, à l'aide du phosphate de fer.

(15 décembre 1862). M. le docteur, en me souvenant d'avoir été élève avec vous, à l'hôpital des Enfants malades, j'ai pensé ne pouvoir mieux faire que de m'adresser à vous, dont j'ai conservé le meilleur souvenir pour vous consulter sur une *affection terrible* qui, je crois, doit être du ressort des maladies nerveuses.

Je suis d'une irritabilité telle, que le moindre bruit, surtout les mouvements lents et faibles, tels que ceux d'une personne qui respire ou travaille lentement, un frottement quelconque, déterminent chez moi une espèce d'inspiration, un fourmillement dans la peau du front, une espèce de tournoiement de tête, une inquiétude qui me dévore.

J'éprouve ce que peuvent faire naître un violent chagrin, de vifs regrets; un creusement d'estomac qui donne naissance, non à dés maux de cœur, mais à ce que l'on éprouve lorsqu'on doit avoir une faiblesse, je ne peux mieux comparer cel effet. Une personne qui tourne autour de moi, l'attente, la présence des murs quand je me promène dans une chambre, une lecture de quelques pages, surtout par un jour trop faible, les recherches rapides dans un livre, me produisent le même effet et des espèces d'éblouissements dans les yeux.

Mais cet effet presque d'évanouissement, est de courte durée, si je m'éloigne à l'instant des objets ou du travail qui l'ont fait naître.

La moindre contrariété, une résistance quelconque me mettent immédiatement dans une colère dont je ne suis pas le maître; mais je reviens à moi presque immédiatement, si je fais alors une petite promenade.

Dans cet état de colère, j'éprouve de légers tremblements partout le corps, des espèces de suffocations, une pression sur la poitrine et sur la gorge, des battemenis de cœur et des pleurs.

Je voudrais rompre l'obstacle opposé à ma volonté et je sens que si je ne me retenais, je frapperais la personne; mais alors je m'éloigne, car je ne serais plus maître de moi.

Je voudrais partir alors; mais ma position de pharmacien m'oblige à rester là; je voudrais mourir; mais l'avenir de mon fils m'oblige dans ces moments à lutter péniblement contre l'idée du suicide. De sorte que je soutiens constamment un combat avec moi-même.

Monsieur et cher Docteur, prenez pitié de moi, s'il vous plaît et ayez la bonté de me dire au plus tôt quel est le genre d'affection qui me tourmente et ce que je pourrais faire au moins pour l'améliorer ; croyez à l'avance à mes sentiments profonds de reconnaissance, car vous aurez sauvé un homme, un ami d'autrefois du plus grand des malheurs.

Deux mois après ma réponse, je recevais une lettre que je copie textuellement. — (21 février.)

Votre traitement réussit à merveille, je me trouve beaucoup mieux je me sens bien soulagé et beaucoup plus fort.

Les deux premières boîtes (de pastilles de Phosphate de fer qui m'ont été adressées par mon honorable confrère de Paris, ont été partagées entre ma femme et moi, et elle en a aussi éprouvé un très grand soulagement.

J'oubliais de vous dire ce qui m'a déterminé à faire partager à ma femme le traitement que vous avez bien voulu formuler pour moi. Depuis cinq ans elle est atteinte d'un déplacement de l'utérus, ce qui, comme vous le savez, ne manque pas par sympathie de retentir sur tout le système nerveux, et de disposer les femmes à l'hystérie.

Le phosphate de fer est, je puis le dire hautement, le seul médicament qui ait apporté une amélioration durable à son état. Depuis qu'elle en prend, la menstruation n'est presque plus douloureuse, et l'état anémique dans lequel elle tombait semble se dissiper sous l'héroïque substance que vous recommandez à si juste titre. Merci donc encore pour elle, Monsieur et cher condisciple, de vos bons conseils et avis.

Enfin le 5 juillet 1863, une nouvelle lettre confirmait les précieux résultats consignés dans la précédente.

Vous vous rappelez, cher Docteur, l'état dans lequel je me trouvais au mois de décembre dernier. Les nuits se passaient sans sommeil, l'agitation, et surtout la grande irritation nerveuse dans lesquelles je me trouvais alors m'avaient depuis longtemps éloigné de mes amis et de la société, et rendu la vie à charge à moi-même.

Mais, vous le savez, une main amie s'est tendue vers moi dans ces jours malheureux et m'a dit : Nous allons d'abord calmer vos souffrances, ensuite nous tâcherons (1) de vous guérir. Que pouvais-je craindre alors ? Ne vous avais-je pas vu au chevet des malades lorsque ensemble nous visitions les salles des hôpitaux ? N'avais-je pas appris à vous connaitre et devais-je manquer de confiance ? Non ; j'ai obtenu, je vous en donne l'assurance, une telle amélioration dans ma santé, que je me sens dans une autre sphère. Je peux songer à des projets d'avenir, à ma femme et à mon fils, que ma position inquiétait depuis longtemps. — Je ne souffre plus de l'estomac, les batte-

---

(1) L'auteur croit devoir faire observer qu'il n'est pas partisan des consultations par correspondance ; ce n'est qu'avec une extrême réserve qu'il se permet de conseiller telle ou telle médication, et il désirerait toujours qu'un autre médecin pût en apprécier les resultats.

ments excessifs de mon cœur n'arrivent que rarement, et je suis bien moins irritable que par le passé.

Bien que j'aie cessé l'usage du phosphate de fer depuis le mois de février, je n'en attribue pas moins l'amélioration de ma santé à ce remède souverain, car le phosphate de fer est à mes yeux u ne excellente préparation qui a produit chez ma femme aussi les plus beaux résultats. Egalement d'un tempérament nerveux, elle aussi souffrait depuis longtemps d'une affection utérine, que les médecins en renom avaient désignée sous le nom demétrite chronique. Elle ne pouvait se livrer à aucun travail : les cautérisations au nitrate d'argent, puis les traitements antiphlogistiques et astringents d'abord suivis, n'ont fait que la jeter dans un état anémique, un état de faiblesse, qui me faisaient désespérer de sa guérison. Mais moi, considérant son affection plutôt comme une névralgie du col utérin que comme une métrite. je n'ai pas hésité à m'adresser au phosphate de fer. Ce sel, en effet, réunissant les principaux éléments du sang, des nerfs et des os, le phosphore et le fer, devait avoir la préférence.

Aujourd'hui ma femme, qui ne pouvait pas même suivre la domestique dans sa besogne, peut se livrer seule aux travaux du ménage sans que l'état général en souffre. Ce médicament m'a rendu les plus grands services ; chez ma femme il a agi là où les autres ferrugineux avaient échoué, et cela sans produire la constipation. Voilà ce que je puis vous dire comme ami et comme malade ; mais, comme pharmacien, j'ajouterai que, d'après la composition chimique de cette substance, je suis sûr qu'elle est appelée à rendre d'immenses services dans la chlorose et dans toutes les affections où les ferrugineux sont indiqués. — J'ai une cousine dont la faiblesse ne laissait rien à désirer et qui se trouve beaucoup mieux depuis un mois qu'elle fait usage de vos pastilles, que j'ai avec plaisir partagées avec elle.

Je vous serre affectueusement la main et je vous prie de compter sur ma reconnaissance.

Il serait je crois inutile de citer un plus grand nombre de faits, aussi je me résumerai en disant : *j'ai voulu faire connaître au public médical les effets du phosphate de fer* qu'un heureux hasard m'a fait connaître. Ce que j'en ai dit doit encourager les expérimentateurs et leur faire employer sur une grande échelle un médicament qui paraît avoir une *grande efficacité*, non seulement dans le traitement des affections *chloroanémiques et névropathiques*, mais encore dans le traitement *des affections osseuses*.

Pour quelques personnes je paraîtrai peut être trop bref et pourtant, j'aurais désiré être encore plus concis, parce qu'il me semble que dans la relation des cures de semblables affections les détails circonstanciés ne font qu'obscurcir les observations au lieu de les éclaircir. Il se peut cependant que nous ayons conçu une aversion exagérée pour ces observations dites complètes dont un verbiage, souvent inintelligible constitue à la fois la forme et le fond. Quoi qu'il en soit, *j'ai dit ce que j'avais vu, et j'ai cru bien faire.* J'ajouterai pour les incrédules : faites comme moi, administrez le phosphate de fer, prenez-en vous-même. il est très probable que vous observerez des effets aussi heureux que remarquables.

Suivant moi, l'avenir du phosphate de fer est immense, et son importance dans le traitement des maladies résultant d'un état de *faiblesse de l'organisme,* sera reconnue un jour par tous les médecins.

Quand cette époque arrivera, nous pourrons peut être répéter encore :

Hos ego versiculos feci, tulit alter honores.

Dr **L. Sandras.**

Paris. Imprimerie Moquet, rue des Fossés Saint-Jacques, 11.

PRÉFACE.

Ce travail a été fait dans un but essentiellement pratique, mais nous l'avons fait reposer sur des données scientifiques, empruntées à la Chimie et à la Physiologie positive, afin de pouvoir éclairer d'un nouveau jour une question de Thérapeutique très importante.

Comme nous n'admettons pas qu'un médicament d'une efficacité réelle et d'un usage journalier, doive rester secret, pour plaire à tel ou tel personnage, nous avons adressé notre travail à l'Académie des sciences, à l'Académie de médecine et à la Commission chargée de la révision du Codex français.

Nous avons fait notre devoir, nous espérons que d'autres feront le leur ; en tout cas, nous continuerons a adopter la maxime :

Fais ce que dois, advienne que pourra.

Qu'il nous soit permis de remercier ici notre confrère Bossu, pour le bienveillant accueil dont il a honoré notre travail, en l'insérant en grande partie dans son estimable journal l'*Abeille médicale*.

Paris, le 1er Juillet 1864.

Dr L. SANDRAS,

NOTES IMPORTANTES.

Page 4, ligne 18. — N'est-ce pas une chose des plus curieuses que de voir la science moderne vérifier de point en point de vieilles hypothèses, que les demi-savants d'aujourd'hui regardent comme des absurdités. — Que l'on veuille bien prendre la peine de lire très attentivement, le passage du beau *Traité de Physiologie* de Milne Edwards, reproduit page 36 de notre travail, pour le comparer au passage suivant, de Sydenham :

« Etenim (ferrum) massæ sanguineæ, jam effœtæ et languescenti, volatile quoddam *Fermentum*, ceu calcaria, subdit, à quo excitantur et quasi eriguntur spiritus antea jacentes et suo pondere pressi. Cujus rei indicium est vel apertissimum, quòd quoties *Chalybs* in *Chlorosi* propinatur, pulsus derepentè major fit et celerior, exteriora corporis incalescere; facies non amplius pallida et mortuis concolor, sed vivida cerni et sanguine purpurata..... »

Page 23, ligne 18, — *ajoutez :* La réaction peut être représentée de la manière suivante :

$$2\,NaO.PhO^5 + FeO.SO^3 \times 2 = 2\,NaO.SO^3 + 2\,FeOPhO_1^5$$

ou mieux encore :

$$2\,NaO \qquad PhO^5 = \text{Phosphate de Soude.}$$
$$2\,FeO \qquad 2\,SO^3 = \text{Sulfate de Fer.}$$

C'est-à-dire que le Fer prend la place de la Soude et qu'il se forme 1° du Sulfate de Soude; — 2° du Pposphate de Fer. — Comme le Phosphate de Soude du commerce renferme 25 équivalents d'eau, qui ne figurent pas dans cette réaction, on ne devra pas s'étonner si l'on obtient relativement une assez petite quantité de Phosphate de Fer.

Page 47, ligne 10. — Dans mes Leçons sur les Maladies Nerveuses, je cite cette phrase si expressive et si pittoresque de Sydenham : — « Dies me deficeret, si omnia quæ affectus Hystericos gravant symptomata enumerare velim; tàm diversa atque ab invicem contraria specie variantia, quàm nec *Proteus* lusit unquam, nec coloratus spectatur *Chamæleon*...

ERRATA. — Page 9, lignes 18 et 24, *lisez* Rogée. — Page 25, ligne 24, *lisez* Viridet. — Page 34, ligne 27, *lisez* Enderlin. — ligne 39, *supprimez* eau. — Page 45, ligne 15, *lisez* vivement. — Page 48, ligne 29, *lisez* 1862. — Page 49, ligne 16, *lisez* impatience. — Page 50, ligne 26, *lisez* heureux.

Ier TABLEAU

INDIQUANT LA COMPOSITION DES LIQUIDES ET DES SOLIDES DE L'ORGANISME EN PHOSPHATÉS

(sur 1000 grammes).

Email	Phosphates calcaires et manganésiens . . . . , . .	900,00
Tartre des dents	Phosphates alcalins provenant de la salive	790,00
Dents	Phosphates de chaux et de magnésie . . . . • . .	653,00
Os	Phosphates de chaux et de magnésie . . . . , ...	542,00
Nerfs	Phosphore, phosphates de potasse, de chaux et de magnésie	66,00
Sperme	Phosphate de chaux	30,00
Chair musculaire	Phosphates de soude, de chaux et de potasse	15,00
Fibrine et albumine	Phosphates de potasse, de soude et de chaux	3,30
Sang	Phosphates de potasse, de soude, de chaux, de magnésie et de *fer* . . .	3,30
Lait	Phosphates de chaux, de soude, de magnésie et de *fer*	2,23
Liquide céphalo-rachidien	Phosphate de chaux et carbonate de soude	0,53
Suc pancréatique	Phosphates de soude, de chaux, de magnésie et *oxyde de fer*	0,09
Suc gastrique	Phosphates de chaux, de magnésie et de *fer*	0,15
Bile	Phosphate de soude et chlorure de sodium . . . . ' . . . . •	2,50
Salive mixte	Phosphates alcalins . '	2,80
Suc intestinal	Phosphate de soude, chlorure de potassium et de sodium	14,50
Urine	Phosphates de soude, d'ammoniaque, de chaux et de magnésie	5,59
Matière fécale		
Sueur		
Mucus		
Larmes		
Eau de l'amnios		
Chyle		
Synovie		
Tissu cellulaire		
Aponévroses		
Tendons		
Cartilages		

Vertical note spanning the Nerfs–Urine rows: *Ces diverses substances renferment de 800 à 990 parties d'eau.*

Les phosphates de potasse, de soude et de chaux ont été également trouvés dans les substances animales désignées ci-contre aussi bien que dans les *graines alimentaires,* comme le *blé,* le *riz,* etc., mais nous n'avons pas pu nous procurer les chiffres.

Nous avons dit quel rôle immense les phosphates jouaient en agriculture, dans la formation des plantes alimentaires et des animaux qui servent à notre nutrition, mais nous renvoyons pour plus amples détails aux articles publiés par MM. Elie de Beaumont et Demolon et insérés dans le *Moniteur universel* les 24-25 juillet, 25 août 1856, 11-12 février, 26-27 mars, 18-28 juillet 1857, 21-22-27 novemb., 20 décembre et enfin au Rapport adressé à l'Empereur, le 1er juin 1864, par S. E. le Ministre de l'Agriculture, du Commerce et des Travaux publics.

IIe TABLEAU

INDIQUANT LA COMPOSITION DES HUILES DE FOIE DE MORUE, EN PHOSPHORE ET EN ACIDE PHOSPHORIQUE

(sur 1000 grammes).

Huile de Terre-Neuve (mélangée) .	Phosphore . . . . ' . . .	0,006	Acide phosphorique	0,095
Huile noire (pure)	*Id.*	0,076	*Id.*	0,778
Huile de lophie	*Id.*	0,184	*Id.* . . . . . . • .	0,716
Huile brune (pure) . . . . . . , .	*Id.*	0,196	*Id.*	0,424
Huile de morue	*Id.*	0,203	*Id.*	0,108
Huile de squale	*Id.*	0,206	*Id.*	0,295
Huile de raie	*Id.*	0,283	*Id.*	0,321

III᷉ TABLEAU. — DES EAUX MINÉRALES.

INDIQUANT LE POIDS DES PRINCIPES FIXES DES PHOSPHATES ET DU FER

(contenus dans 1000 grammes d'eau).

NOMS DES EAUX	Principes FIXES	PHOSPHATES		FER	
Alets.	*	Phosphate soluble et insoluble, acide silicique, alumine.	0,0800	Indice de fer, matière organique	0,10
Aix (Savoie)	»	Phosphate de chaux et d'alumine	indique	Carbonate de fer	indique
Bade (Hauptquelle)	2,8768	Phosphate de chaux	0,0028	Bicarbonate de protoxyde	0,0048
Bagnère-de-Bigorre	2,5641	Acide phosphorique	traces	Oxyde de fer	0,0008
Bondonneau	0,6070	Phosphate terreux	indique	Sesquioxyde avec manganèse	0,0020
Balarue	10,1693	Acide phosphorique, manganèse, alumine	0,0011	Oxyde ferrique	0,0012
Chabetout	2,6458	Phosphate d'alumine et de fer	0,0540	Oxyde, phosphate, crénate et carbonate.	0,0471
Carlsbad	5,45927	Phosphate de chaux et d'alumine	0,00051	Carbonate de fer	0,00562
Challes	0,85510	Phosphate de chaux et d'alumine..	0,0580	Sulfure de fer et de manganèse	0,0015
Chateldon-Montagne	0,3950	Phosphate terreux, etc.	0,1100	Bicarbonate de fer	0,0550
Chateldon	1,59300	Acide phosphorique	9,0150	Sesquioxyde de fer	0,0173
Contrexeville	2,9410	Phosphate de chaux, d'alumine, etc.	0,0700	Bicarbonate de fer et de manganèse	0,0080
Desaignes	5,2460	Phosphate de lithine, etc.	0,0050	Oxyde de fer très peu (réunis)	0,0650
Ems	3,59817	Phosphate d'alumine	0,00142	Bicarbonate de fer	0,00311
Eau de mer	38,6260	Phosphate de magnesie	traces	Oxyde de fer et de manganèse	0 0030
Evaux	1,7910	Phosphate de soude	0,0215	Bicarbonate	0,1410
Fontaine-Bonneleau	0,6160	Phosphate, etc.	0,0400	Crénate et apocrénate de fer	0,0650
Grand-Rif	»	Phosphate d'alumine	0,0100	Bicarbonate de fer et de manganèse	0,0050
Gazost	0,5757	Phosphate terreux et oxyde de fer	0,0540	Oxyde de fer (réunis)	0,0540
Heilbrun	6,0150	Phosphate de chaux	traces	Fer	0,0094
Hall	*	Phosphate de chaux	0,0050	Carbonate ferreux	0,0110
Kissengen	9,4427	Phosphate de chaux	0,0862	Carbonate de fer	0,0589
Lubaschowitz	»	Phosphate d'alumine	0,0040	Carbonate ferreux	0,0140
La Malou-le-Haut	1,027375	Phosphate d'alumine	0,002743	Apocrénate de fer	0,02214
La Malou-le-Centre	1,2293	Phosphate d'alumine	indique	Bicarbonate de fer	0,0513
Marienbad	8,6530	Phosphate d'alumine et de chaux	0,00050	Oxyde de fer	0,0455
Montecatini	»	Phosphate de chaux, oxyde de fer, de manganèse, alumine	0 0087	Oxyde de fer, etc.	0,0087
Martigny	2,5960	Phosphate terreux, sesquioxyde de fer, etc.	0,1700	Sesquioxyde, etc.	0,1700
Nabias	0,5737	Phosphate terreux, oxyde de fer, etc.	0,0540	Oxyde de fer, etc. (réunis)	0,0540
Petersthal (de Pierre)	3,0918	Phosphate d'alumine	0,0071	Bicarbonate	0,0161
Pougues	3,8549	Phosphate de chaux et d'alumine	0,0500	Bicarbonate de fer	0,0206
Plombières	0,2838	Phosphate terreux.	très sensible	Oxyde de fer	très sensible
Royat	2,3140	Phosphate de soude..	0,0140	Bicarbonate de fer	0,0250
Rippoldsau (la Leopoldsquelle)	5,5781	Phosphate de chaux	0,0177	Bicarbonate terreux	0,0592
Seltz	4,5750	Phosphate de soude	0,0460	Carbonate de fer	0,0270
Seltz (analyse de M. Bischoff)	4,5730	Phosphate de soude	0,0460	Carbonate de fer	0,0270
Saidschutz	16,8550	Phosphate de magnesie	0,0020	Peroxyde de fer	0,0020
Soulzmat	1,5388	Acide phosphorique, alumine et peroxyde de fer	0,0089	Peroxyde de fer, etc.	0,0089
Soulzbad	12,5140	Acide phosphorique	traces	Oxyde de fer	traces
Sierck	»	Sous-phosphate de fer	0,0180	Sous-phosphate de fer	0,0180
Saxon-en-Valais	0,9480	Phosphate terreux	traces sensibles	Sesquioxyde de fer	0,0040
Shwalbach	0,6060	Phosphate de soude	traces	Bicarbonate ferreux	0,0858
Schwalbeim	2,6076	Phosphate d'alumine	0,0500	Carbonate de fer	0,0085
Saint-Allyre	»	Phosphate de magnesie et crénate de fer	0,0162	Carbonate de fer	0,1400
St-Dizier (la Fontaine-Marina)	»	Phosphate d'alumine, etc.	0,0200	Oxyde de fer	0,0800
Saint-Galmier	2,0000	Phosphate soluble	traces	Bicarbonate de fer et manganèse	0,0090
Saint-Moritz	1,7533	Acide phosphorique	0,0006	Carbonate de fer	0,1043
Vittel (Grande-Source)	1,7590	Phosphate, silice, alumine et oxyde de fer	0,0470	Bicarbonate	0,0140
Vichy (Celestins)	4,0000	Acide phosphorique	0,0300	Protoxyde de fer	0,0010
Weilbach	1,504781	Phosphate de chaux et d'alumine	0.000481	»	»

Paris, Imprimerie de Moque, rue des Fosses-Saint-Jacques, 11.